Kohlhammer

Die Autoren

Dr. med. Dankwart Mattke, Psychiater, Psychoanalytiker und Supervisor, war als Leitender Arzt in der Rhein-Klinik Bad Honnef tätig. Derzeit führt er eine fachärztliche Praxis für psychosomatische Medizin und Psychotherapie in München, berät und coacht Führungskräfte und leitet regelmäßig Balintgruppen.

Dr. med. Heide Otten ist Fachärztin für Psychotherapeutische Medizin, in eigener Praxis tätig und Vizepräsidentin der Stiftung Psychosomatik und Sozialmedizin. Sie war mehrere Jahre Geschäftsführerin der Deutschen Balintgesellschaft und Präsidentin der Internationalen Balintgesellschaft.

Dankwart Mattke
Heide Otten

Balintgruppen

Supervision in medizinischen
Handlungsfeldern

Verlag W. Kohlhammer

Dieses Werk einschließlich aller seiner Teile ist urheberrechtlich geschützt. Jede Verwendung außerhalb der engen Grenzen des Urheberrechts ist ohne Zustimmung des Verlags unzulässig und strafbar. Das gilt insbesondere für Vervielfältigungen, Übersetzungen, Mikroverfilmungen und für die Einspeicherung und Verarbeitung in elektronischen Systemen.

Die Wiedergabe von Warenbezeichnungen, Handelsnamen und sonstigen Kennzeichen in diesem Buch berechtigt nicht zu der Annahme, dass diese von jedermann frei benutzt werden dürfen. Vielmehr kann es sich auch dann um eingetragene Warenzeichen oder sonstige geschützte Kennzeichen handeln, wenn sie nicht eigens als solche gekennzeichnet sind.

Es konnten nicht alle Rechtsinhaber von Abbildungen ermittelt werden. Sollte dem Verlag gegenüber der Nachweis der Rechtsinhaberschaft geführt werden, wird das branchenübliche Honorar nachträglich gezahlt.

1. Auflage 2020

Alle Rechte vorbehalten
© W. Kohlhammer GmbH, Stuttgart
Gesamtherstellung: W. Kohlhammer GmbH, Stuttgart

Print:
ISBN 978-3-17-033768-8

E-Book-Formate:
pdf: ISBN 978-3-17-033769-5
epub: ISBN 978-3-17-033770-1
mobi: ISBN 978-3-17-033771-8

Für den Inhalt abgedruckter oder verlinkter Websites ist ausschließlich der jeweilige Betreiber verantwortlich. Die W. Kohlhammer GmbH hat keinen Einfluss auf die verknüpften Seiten und übernimmt hierfür keinerlei Haftung.

Vorwort der Reihenherausgeber

Supervision wird seit vielen Jahren in therapeutischen, sozialen, pädagogischen, ärztlichen und organisatorischen Handlungsfeldern eingesetzt. Im Verlauf des 20. Jahrhunderts hat sich eine Vielzahl an unterschiedlichen Richtungen ergeben. In der Kohlhammer-Reihe Supervision im Dialog sollen die wichtigsten methodischen Auffassungen berücksichtigt werden: Psychodynamische, systemische, kognitiv-verhaltenstherapeutische und humanistische Ansätze werden einbezogen, wobei es viele Überschneidungen in den supervisorischen Vorgehensweisen gibt.

Auch die Anwendungsfelder von Supervision haben sich seit den ersten Anfängen in der Psychoanalyse und in der Sozialen Arbeit ausdifferenziert. Die Buchreihe Supervision im Dialog widmet solchen Einsatzbereichen und Handlungsfeldern je einen eigenen Band, um ein lebendiges und praxisnahes Bild der spezifischen Aufgaben und Bedingungen zu vermitteln. Therapien und Beratungen für Einzelpersonen, Paare, Familien, Gruppen und Organisation sind die wichtigsten Einsatzbereiche von Supervision. Neben der berufsbegleitenden Anwendung ist Supervision auch einer der wichtigsten Bausteine in vielen Ausbildungen, sei es zum Psychotherapeuten, Facharzt oder in der Sozialen Arbeit. Es gibt auch Gebiete, in denen die Einführung bzw. verstärkte Durchführung regelmäßiger Supervisionen ein Desiderat darstellt, wie etwa in Lehr- und Betreuungseinrichtungen und Krankenhäusern.

Die Besonderheit der Reihe ist der Dialog. Jeder Band wird von mindestens zwei Autoren gestaltet, die unterschiedliche Positionen vertreten und diese nach jedem Hauptkapitel miteinander vergleichen. So lernen Leser nicht nur die wichtigsten Themen, Hintergründe und Kontroversen kennen, sondern erleben dabei auch einen lebendigen Austausch zweier engagierter Fachvertreter. Die Diskussion in Dialogform dient dem Zweck, den zuvor abgehandelten Text aus unterschiedlichen Perspektiven zu beleuchten, die Essenz noch einmal zu benennen, offene Fragen, Probleme und Verbesserungsvorschläge zu diskutieren.

Wir hoffen, durch diese dialogische Präsentation des in Bewegung befindlichen Kompetenzfeldes der Supervision auch die Leser unserer Reihe zum Austausch anzuregen.

Andreas Hamburger
Wolfgang Mertens

Inhaltsverzeichnis

Vorwort der Reihenherausgeber 5

Vorwort 9

1 Historische Einordnung 11

2 Unverzichtbares Hintergrundwissen 17
   2.1 Was ist Balintarbeit? 17
       Dialog 25
   2.2 Die Bedeutung der Gruppendynamik
       in Balintgruppen 28
       Dialog 35
   2.3 Die Balintgroßgruppe – Beispiel für einen
       Parallelprozess 42
       Dialog 46
   2.4 Balintarbeit im kulturellen Kontext am Beispiel
       von Balintarbeit in China 52
       Dialog 59

3 Zentrale Themen und Anwendungsgebiete 65
   3.1 Balintarbeit in der Facharztweiterbildung 65
       Dialog 71
   3.2 Balintgruppen für niedergelassene Ärzte
       und Psychotherapeuten 74
   3.3 Balintgruppen in der Klinik 75
   3.4 Balintgruppen für Studierende 76
   3.5 Balintarbeit für Anwälte 77

		Dialog	84
	3.6	Balintgruppen für Lehrer	94
	3.7	Balintgruppen in der sozialen Arbeit	96
	3.8	Diskussion: Anwendung der Balintarbeit in der Medizin und darüber hinaus	97
4		**State of the art – Techniken der Balintarbeit**	**103**
	4.1	Skulpturarbeit mit Balintgruppen	103
		Dialog	106
	4.2	Abgrenzung zu Supervision und Organisationsberatung	110
		Dialog	125
5		**Entwicklung und Forschungsstand: Balint International und internationale Forschung**	**130**
		Dialog	134
Literatur			**143**
Stichwortverzeichnis			**147**

Vorwort

Balintgruppen tragen den Namen von Michael Balint (1896–1970), einem ungarischen Arzt, Biochemiker, Psychiater und Psychoanalytiker, der sich gleichermaßen für die technischen Fortschritte der Medizin als auch die Entwicklung der Psychiatrie und Psychoanalyse interessierte. Diese Grundlagen seines Denkens brachten ihn auf die Idee, Ärzten das Zusammenwirken von Technik und Empathie nahezubringen. Zuvor hatte er bereits mit seiner Frau Alice in Budapest Gruppen von Sozialarbeitern geleitet, die sich über ihre Arbeit mit ihren Klienten austauschten.

Er experimentierte nach dem Zweiten Weltkrieg mit einer Gruppe von Ärzten in London, die er supervidierte, indem er die psychoanalytischen Methoden anwandte und sie ermunterte, ihre eigene Wirkung auf den Patienten, auf die Diagnose und die Therapie zu untersuchen. Er nannte diese Gruppen »training cum research« Gruppen (▶ Kap. 1).

Diese Form der Supervision ärztlichen Wirkens ist erhalten geblieben, wurde weiterentwickelt und ist heute als Fort- und Weiterbildungsmethode anerkannt.

Die Balintgruppenarbeit verbindet die Supervision mit der Selbsterfahrung. Die Teilnehmer entwickeln im Laufe der kontinuierlichen Gruppenarbeit ein besseres Verständnis sowohl für die Symptome und Beziehungsangebote ihrer Patienten als auch für ihre eigene Reaktionsweise.

Balintgruppen sollen die Empathie und das psychosomatische Denken im medizinischen Alltag schulen. Heute wird diese Methode in vielen sog. helfenden Berufen erfolgreich angewandt (▶ Kap. 2).

Neben der streng analytischen Arbeitsweise in den Balintgruppen mit freier Assoziation haben sich andere psychotherapeutische Methoden als Ergänzung bewährt. Wir sehen heute den systemischen Ansatz als wichtig an. Der Einfluss des sozialen und emotionalen Umfeldes auf die Zweier-Beziehung rückt zusätzlich in den Fokus, wenn wir diese betrachten und analysieren. Hier haben sich Methoden wie das Aufstellen einer Skulptur als hilfreich zum Verständnis erwiesen (▶ Kap. 3).

Gruppendynamische Aspekte gewinnen ebenso mehr Beachtung. Wurden Balintgruppenleiter zunächst im Stil des »Learning by Doing« ausgebildet, so sind uns heute die theoretischen Aspekte der Gruppendynamik ebenfalls wichtig. Insbesondere für den Gruppenleiter ist es unabdingbar, die Komplexität des Geschehens in der Gruppe zu verstehen und zu beachten. Nicht alle Beiträge sind dem vorgestellten Beziehungsgeflecht und dem parallelen Prozess zuzuordnen, es gibt innerhalb der Gruppe eine zusätzliche Dynamik. Dies trifft insbesondere auf Gruppen innerhalb einer Institution zu (▶ Kap. 4).

Auch weltweit findet die Balintarbeit heute Beachtung. Die Veränderung der sozialen Beziehungen in der globalisierten Welt mit dem Zugang zu Wissen über die Medien und mit zunehmender Demokratisierung führt zu Veränderungen. Am Beispiel der Arzt-Patient-Beziehung in China wird dieses aktuelle Bedürfnis erläutert (▶ Kap. 4.5).

Internationale Forschung gibt einen Einblick in das wachsende Interesse daran zu verstehen, wie Balintarbeit wirkt und welchen Nutzen sie in der vor allem medizinischen Fort- und Weiterbildung hat. Demzufolge bemühen sich nationale Balintgesellschaften, die Balintarbeit als Bestandteil von Aus-, Weiter- und Fortbildung anzusiedeln, so wie dies in Deutschland seit 1987 mit Einführung der Psychosomatischen Grundversorgung in die vertragsärztliche Versorgung geschieht (▶ Kap. 5).

Die beiden Autoren des vorliegenden Bandes blicken auf eine lange Zusammenarbeit zurück. Sie begegneten sich Ende der 1960er Jahre am Max-Planck-Institut für Psychiatrie in München, einer Nachfolgeinstitution des 1917 von Emil Kraepelin gegründeten Kaiser-Wilhelm-Instituts (▶ Kap. 1).

1 Historische Einordnung

Heide Otten

Michael Balint (1896–1970) wurde in eine Zeit des Umbruchs – insbesondere in der Medizin – hineingeboren. Hier nur einige Beispiele:

Wilhelm Conrad Röntgen (1845–1923) entdeckte 1895 die nach ihm benannten Röntgenstrahlen und erhielt dafür 1901 den ersten Nobelpreis für Physik.

Marie (1867–1934) und Pierre (1859–1906) Curie entdeckten 1898 die Radioaktivität.

Rudolf Virchow (1821–1902) entwickelte die Zellularpathologie, wonach die Zelle der Ort der Erkrankung sei. Dies wurde möglich durch Mikroskope, mit denen die Zellen sichtbar gemacht werden konnten. Der Weg für Erkenntnisse in der Bakteriologie und Mikrobiologie wurde gebahnt, Erreger von Infektionskrankheiten konnten gefunden werden. Virchow kämpfte für die konsequente Anwendung seiner Erkenntnisse in der Chirurgie, um die Wundinfektion und die damit verbundene Sterblichkeit zu reduzieren.

Emil von Behring (1854–1917), Paul Ehrlich (1854–1915) und Robert Koch (1843–1910) entwickelten Impfstoffe gegen Erreger, die Seuchen verursachen und viele Menschen das Leben kosteten.

Sigmund Freud (1856–1939) entwickelte zu Ende des 19. Jahrhunderts eine Psychopathologie, die als moderne Grundlage der Psychosomatik körperliche Symptome in Zusammenhang mit psychischen Phänomenen brachte. 1896 verwendete Freud zum ersten Mal den Begriff »Psychoanalyse«. Er entwickelte zusammen mit seinem Freund und Mentor

1 Historische Einordnung

Josef Breuer (1842–1925) die »talking cure« – Grundlage der Gesprächspsychotherapie –, indem sie Symptome durch Gespräche zu beeinflussen suchten.

In der Psychiatrie beschäftigte sich Emil Kraepelin (1856–1926) mit der gestörten Hirnfunktion bei psychischen Erkrankungen und förderte die Hirnforschung. 1992 erschien seine Arbeit mit dem Titel »Über die Beeinflussung einfacher psychischer Vorgänge durch einige Arzneimittel.«

Er ging so weit, Symptome an Kranken durch gesprächslose Beobachtung zu erforschen und zu klassifizieren. Dem phänomenologischen Ansatz von Jaspers und dem psychodynamischen Ansatz von Freud stand er ablehnend gegenüber. Er sah als Ursache der psychischen Erkrankungen biologische und genetische Fehlfunktionen an. Sein Ziel, Symptome durch die Anwendung spezifischer pharmakologischer Substanzen zu beseitigen, begründete die moderne Psychopharmakologie.

Kraepelins Theorie veränderte die Psychiatrie zu Beginn des 20. Jahrhunderts durch seine Symptom-Beobachtungen und -Klassifizierungen und – trotz des Einflusses von Sigmund Freud und seiner Erkenntnisse – erfreute sich diese einer Wiederbelebung Ende des 20. Jahrhunderts. So hat der wissenschaftliche Ansatz Kraepelins neben dem bio-psycho-sozialen Modell von George L. Engel (1913–1999) in der biologischen Psychiatrie ihre Fortsetzung gefunden.

Kraepelin arbeitete ab 1903 in München und es gelang ihm, dort eine Forschungsstätte für Psychiatrie zu gründen. Leider spielten die nachfolgenden Leiter der Forschungsstätte in den 1930er und 1940er Jahren eine unrühmliche Rolle in der NS-Erbgesundheitspolitik: Kraepelins Hypothese, psychische Erkrankungen seien auf genetische Fehlfunktionen zurückzuführen, floss in das Konzept der Rassenhygiene ein.

1948 trat die Max-Planck-Gesellschaft die Nachfolge der Kaiser-Wilhelm-Gesellschaft an, die auf Wunsch der West-Alliierten wegen ihrer Kollaboration mit dem NS-Regime aufgelöst wurde.

Es entstand das heutige Max-Planck-Institut für Psychiatrie (MPI), das mit zwei selbständigen Teilinstituten – dem Klinischen und dem

Theoretischen Institut – weitergeführt wird. Neurophysiologische, psychopharmakologische und klinische Forschung wurden gleichermaßen gefördert.

1965 wurde unter der Leitung von Paul Matussek eine selbständige Forschungsstelle der Max-Planck-Gesellschaft für Psychopathologie und Psychotherapie unter dem Dach des MPI eingerichtet. Unter anderem entwickelte er hier sein Psychosenmodell und eine Psychotherapie für Psychosen. Lebhafte Diskussionen über die kontroversen Einstellungen zur bio-psycho-sozialen Dimension von Krankheiten bestimmten das Klima des Institutes.

Hier begegneten wir Autoren uns Ende der 1960er Jahre.

Heide Otten arbeitete als Doktorandin in einem Team der psychopharmakologischen Abteilung unter der Leitung von Norbert Matussek, einem Bruder von Paul Matussek. Dankwart Mattke arbeitete als wissenschaftlicher Mitarbeiter in der klinischen Abteilung.

Michael Balint wuchs Anfang des 20. Jahrhunderts mit all diesen neuen Erkenntnissen und Fragestellungen in der Medizin, der Psychiatrie, der Philosophie und den Naturwissenschaften auf. Zudem erlebte er zwei Weltkriege und ihre Folgen – gerade auch im medizinischen Bereich und in der Entwicklung psychosomatischen Denkens.

Als Sohn eines praktischen Arztes in Budapest begleitete er seinen Vater zu Hausbesuchen bei den Patienten und beobachtete, was sich zwischen Arzt und Patient abspielte.

Er studierte ab 1914 in Budapest Medizin, war fasziniert von der naturwissenschaftlichen Seite der Medizin und las gleichzeitig die Schriften Freuds.

Nach dem Studienabschluss 1920 arbeitete er bis 1924 bei Warburg in dessen Biochemischen Institut in Berlin. Hier testete er Medikamente auf ihre Wirkung und unerwünschten Nebenwirkungen. Dies brachte ihn auf die Idee, dass auch die Persönlichkeit des Arztes eine Wirkung und unerwünschte Nebenwirkungen auf den Patienten habe. Er folgerte daraus, dass diese erforscht werden müssten.

1 Historische Einordnung

In Berlin begann er eine psychoanalytische Ausbildung bei Hanns Sachs, die er bei Sandor Ferenczi in Budapest fortsetzte.

Sein Interesse galt immer beidem: sowohl der naturwissenschaftlichen Medizin als auch der Psychoanalyse. Daraus folgte ganz selbstverständlich die Beschäftigung mit der psychosomatischen Medizin, zu deren Entwicklung er entscheidend beitrug.

Schon in Ungarn arbeitete er mit einer Gruppe von Ärzten und Sozialarbeitern, um die Wirkung der Beziehung zu untersuchen. Die politischen Verhältnisse Ungarns hinderten ihn jedoch an weiterer Forschung. So emigrierte er 1939 nach England und setzte dort die Gruppenarbeit mit Allgemeinärzten fort (Balint, 1957; Otten, 2012).

In seinem Buch »Der Arzt, sein Patient und die Krankheit« (1957) beschreibt er seinen Forschungsansatz, die Wirkung der »Droge Arzt« zu untersuchen. Er ging davon aus, dass die Arzt-Patient-Beziehung nur durch die Ärzte selbst erforscht werden kann; jeder Beobachter störe die Beziehung.

Er lud praktische Ärzte in eine Gruppe ein, in der die Beziehung der Ärzte zu ihren Patienten thematisiert wurde. Hier bediente er sich in der Gruppenarbeit der psychoanalytischen Methode, durch freie Assoziationen, Einfälle, Phantasien und Bilder den emotionalen Gehalt der Interaktion zu erfassen.

Diese Form der Supervision arbeitet mit Spiegelungsphänomenen in der Gruppe. Der Supervisor – Gruppenleiter – hat die Aufgabe, diese Spiegelungsphänomene zu verdeutlichen, aber nicht als Lehrender oder »schlauestes« Mitglied – wie Balint es formulierte –, sondern als Moderator.

In seinen Gruppen verfolgte er zusätzlich das Ziel, psychosomatisches Denken bei den Hausärzten zu fördern. Dieses ist besonders nach den beiden Weltkriegen mit den Folgen der Kriegstraumatisierung erwünscht.

Durch das Buch weckte er weltweit Interesse an seiner Gruppenarbeit. Er wurde zu Kongressen eingeladen, wie z. B. die Lindauer Psychotherapiewochen, und reiste in die USA, nach Frankreich, Belgien und Holland. Boris Luban-Plozza lud ihn nach Sils/Maria und Ascona in die Schweiz und nach Mailand ein, wo sie mit Studierenden arbeiteten.

Es entstanden nationale Gesellschaften, die diese Art der Gruppensupervision verbreiteten, zunächst noch zu Balints Lebzeiten und mit seiner Unterstützung in Frankreich (1967) und Großbritannien (1969). Nach Balints Tod 1970 folgten Italien (1971), Belgien (1974) und Deutschland (1974), die sich alle 1975 zu einer Internationalen Balint Föderation (IBF) zusammenschlossen.

Heute sind in der IBF 22 nationale Balintgesellschaften Mitglied: Australien/Neuseeland, Belgien, Dänemark, Deutschland, China, Finnland, Frankreich, Holland, Israel, Italien, Kroatien, Österreich, Polen, Portugal, Rumänien, Russland, Serbien, Schweden, Schweiz, UK, Ungarn und USA.

In Deutschland ist die Balintarbeit ein Teil der Facharzt-Weiterbildung (▶ Kap. 2.1). Auch andere Länder bemühen sich darum, diese Art der Supervision in ihre Fort- und Weiterbildungskataloge aufzunehmen.

Die Einsicht, dass die Persönlichkeit des Arztes für die Diagnose und Therapie eine Rolle spielt und dass Psyche und Körper gleichermaßen Beachtung im medizinischen Handeln finden müssen, ist mit den immer besseren technischen Möglichkeiten in der Medizin nicht verschwunden, sondern nimmt gerade wieder an Bedeutung zu. »Wie wichtig das Verhältnis zwischen Arzt und Patient ist, entdeckt die Medizin gerade neu«, schreibt die Zeit im August 2006 in einem Artikel, der überschrieben ist mit: »Die Heilkraft des Vertrauens«. Weiter heißt es darin: »Doch im modernen Gesundheitssystem scheint das Wissen um die ›Beziehungsmedizin‹ mehr und mehr verloren gegangen zu sein. Im Dickicht von Gerätemedizin, Bürokratie und Gesundheitspolitik bleibt kaum mehr Zeit und Raum für die Heilkraft der ›Droge Arzt‹« (Albrecht, 2006, o. S.).

In der zweiten Hälfte des 20. Jahrhunderts hatte Boris Luban-Plozza diesen Begriff »Beziehungsmedizin« mit den Monte-Vérita-Gesprächen in Ascona publik gemacht. Hier versammelten sich Ärzte und Patienten zum Austausch über ihre Beziehung zueinander, hierher waren Studierende eingeladen, die in Balintgruppen ihre Student-Patient-Beziehung reflektierten. Aus diesen Treffen heraus entwickelte sich der Ascona-Balint-Preis für Studierende, der noch heute alle zwei Jahre von der Stiftung für Psychosomatik und Sozialmedizin (www.stiftung-ps.de) zusammen mit der IBF vergeben wird (www.balintinternationnal.com). Studierende aus aller Welt reichen Arbeiten ein, in denen sie eine Beziehung zu einem Patienten beschreiben und reflektieren. Hieraus ergibt sich ein interessantes Bild über die unterschiedlichen Gesundheitssysteme und Ausbildungswege in verschiedenen Ländern (Otten, Petzold & Nease, 2017 und 2019).

Ein wesentliches Anliegen der Balintgesellschaften ist, bereits früh in der medizinischen Ausbildung auf die Bedeutung der »Droge Arzt« aufmerksam zu machen.

2 Unverzichtbares Hintergrundwissen

Die Forderung nach Hintergrundwissen wird vor allem an die Balintgruppenleiter, zertifiziert nach den Richtlinien der Deutschen Balintgesellschaft e. V., gestellt. Das Mitglied in der Gruppe sollte mit der Bereitschaft zu »frischem Denken« und »dem Mut zur eigenen Dummheit« kommen und den Mut mitbringen, frei zu assoziieren, sich emotional einzulassen, Perspektivwechsel vorzunehmen, sich blinde Flecken zu gestatten und andere Wahrnehmungen als Bereicherung zu erleben.

2.1 Was ist Balintarbeit?

Dankwart Mattke

Das von Michael Balint entwickelte methodische Arbeiten in Balintgruppen wird als eine der Wurzeln von Supervision angesehen (Mattke, 2007). Fand Supervision im sozialen Bereich selbst nach dem Zweiten Weltkrieg im Wesentlichen noch im Einzelsetting statt, so brachte Balint bereits in den 1940er Jahren Sozial-Fürsorgerinnen und später auch Ärzte in Gruppen zusammen. Balint wollte in seinen Gruppen mit Ärzten zum einen die Entwicklung von der »Organmedizin« zur ganzheitlichen Medizin vermitteln (Professionsentwicklung) und zum anderen die Ärzte trainieren, ihre Person und ihr Gefühl in der Behandlung von Patienten als Instrument einzusetzen (Methodenentwicklung).

2 Unverzichtbares Hintergrundwissen

Nach einer Fallvorstellung in der Balintgruppe wurde und wird eine Beziehungsdiagnostik angestrebt. Das geschieht mit Hilfe der Gruppe. Während der Referent vorträgt, entwickeln sich Gefühle, Stimmungen, Assoziationen und Bilder in der Gruppe, die nach der Fallpräsentation möglichst frei im geschützten Gruppenraum mitgeteilt werden. Wie ein Prisma das weiße Licht in Farben zerlegt, spiegelt die entsprechend geleitete Gruppe die vielfältigsten Beziehungsaspekte der Arzt-Patient-Beziehung.

Für viele Ärzte ist es immer wieder ein quasi entkrampfendes Erlebnis, von den Kollegen nicht nur auf eine lückenlose Diagnostik hin abgefragt und kontrolliert zu werden, sondern zu erfahren, wie im Behandlungsraum Beziehungsarbeit mitläuft, die nicht als störend herausgehalten werden muss. Ganz im Gegenteil: Die im Objekt (Patient) gefangengehaltenen eigenen Gefühle können helfen, die professionelle Performanz und damit die Behandlungsergebnisse ganz erheblich zu verändern und zu verbessern. Dies ist sehr kurz gefasst das Grundmodell jeder Balintgruppe. Es wurde in einer parallelen Entwicklung zum »Proto-Modell« oder Basis-Modell von Supervision im Gruppenkontext!

Die Forderung, den »Gruppenvorteil« auch für die Supervision zu nutzen, war Teil der rasanten Entwicklungen der Gruppendynamik nach dem Zweiten Weltkrieg. Diese Entwicklungen verliefen in den frühen Pionierzeiten parallel. Eine Weggabelung kann nachträglich darin gesehen werden, dass Supervisoren der späten 1960er und frühen 1970er Jahre anfingen, mit den damals entstehenden Teams gruppendynamisch zu arbeiten.

Während Michael Balint die Mitglieder der Gruppen in seiner Praxis selbst auswählte, besteht ein Team aus Professionellen, die in der Alltagsroutine durch institutionelle Strukturen verknüpft und auf Kooperation angewiesen sind. Die Idee, dass sich Kooperation im Team allein durch gemeinsame gruppendynamische Prozesse und ihre Reflexion verbessern lässt, stellte sich bald als Wunschdenken der Pioniere heraus. Bei der Analyse der Grenzen einer gruppendynamischen Einflussnahme auf Teams kamen rasch institutionelle Rahmenbedingungen in den Blick und es zeigte sich, dass Supervision nur einen sehr begrenzten Einfluss auf diese Strukturen nehmen kann. Institutionelle Rahmenbedingungen und ihre Veränderung wurden dann in den 1980er Jahren

2.1 Was ist Balintarbeit?

das Feld von Organisationsberatung und Organisationsentwicklung (O. E.). Im Rahmen von O.E.-Prozessen kann Supervision allerdings sowohl im Einzel- als auch im Gruppensetting zur Klärung von Rollen und Funktionen beitragen und dadurch einen wichtigen Platz in der Beratungsarchitektur dieser Prozesse einnehmen.

Der »Gruppenvorteil« in Supervisionen wurde historisch einerseits durch die anhaltende Erfolgsgeschichte der Balintgruppen belegt, andererseits durch den Eintritt der angewandten Gruppendynamik in die Supervisionsszene. Gruppendynamiker waren es dann auch, die unser Augenmerk auf die institutionellen Rahmenbedingungen lenkten, in denen supervidierte Gruppen stattfinden.

Es entwickelten sich seit den 1990er Jahren die folgenden Standards. Supervision, zwar auch im Einzelsetting, vor allem aber, wenn sie in Gruppen stattfindet, fokussiert auf:

- die zu supervidierende Person (Lernende der Psychotherapie),
- die Therapiegruppe, mit der die lernende Person zur Supervision kommt,
- das soziale System, in dem der zu supervidierende Prozess sich ereignet (Ausbildungssystem bzw. Fort- oder Weiterbildungssystem).

Soziale Selbstreflexion geht nicht auf Balint zurück, sondern hat ihre Vorläufer in der angewandten Gruppendynamik und der Gruppenanalyse. Bis heute wird die Bedeutung der Gruppe für die Balintarbeit oft nicht gesehen oder sehr vernachlässigt. Rappe-Giesecke (2003, S. 144) nimmt als Grund dafür eine für Balintgruppen typische Komplexitätsreduktion an. Klassische Balintgruppen begreifen sich meist als psychische Systeme oder höchstens einfache Sozialsysteme und nicht als organisierte Sozialsysteme, in denen Professionelle und Klienten/Patienten gleichzeitig Mitglieder organisierter Sozialsysteme sind: In den von uns skizzierten Fallbeispielen beispielsweise die Balintarbeit in der Psychosomatischen Grundversorgung (PSGV) oder wenn Mitgliedern einer Klinikorganisation Balintgruppen angeboten werden.

2015 hat das Balint Journal, offizielles Organ der Deutschen Balintgesellschaft (DBG), ein Heft der Frage gewidmet: Ist das noch Balint? Zunächst der Leserbrief eines Zahnarztes aus diesem Heft: Im Verlauf seiner »Balint Seminare« schildert eine »zunehmend ratloser werdende« zahnärztliche Kollegin immer wieder auftretende lähmende Konflikte in ihrem Praxis-Team. Der Kollege greift schließlich zu einer modifizierten Form der Skulptur-Arbeit: Das Team der zahnärztlichen Praxis wird aufgestellt. Es entwickelt sich ein Prozess, in dem die »Chefin« des Teams in ihren Beziehungsdilemmata identifiziert werden kann. In der anschließenden Gruppenarbeit werden die »Verwicklungen« so deutlich erlebbar, dass die Referentin ihre eigenen Anteile daran sehen kann und es ihr »wie Schuppen von den Augen fällt«, sie fühlt sich befreit und lacht herzlich in die Runde.

Wir erfahren nicht, wie es weiterging, der Kollege schildert die Vignette, weil er »Angst« hatte, zu dieser Modifikation der »klassischen« (?) Balintgruppenarbeit zu »greifen«. Er schreibt befreit: »Wer heilt, hat Recht.«

Peter Stammberger berichtet dann über eine Podiumsdiskussion während einer Balint-Studientagung. Es geht dem Autor weniger um die beiden einleitenden Referate als um die darauffolgende Diskussion. In dieser wird deutlich, dass die sogenannte klassische Balintgruppenarbeit vom Begründer Balint als eine Form der Anwendung von Psychoanalyse gesehen wurde. Balint ging so weit, dass er für die Leitung von Balintgruppen eine psychoanalytische Ausbildung forderte. Hier hilft die Historie: Zur Zeit der Praxistätigkeit von Balint galten Patienten mit sogenannten strukturellen Störungen als psychoanalytisch nicht behandelbar. Die moderne, zeitgenössische Psychoanalyse sieht das ganz anders, weil auch sie sich weiterentwickelt hat. Ebenso, und das wird dann in der Diskussion deutlich, muss sich die Balintmethode weiterentwickeln; und das hat sie auch getan. Sogar hinsichtlich des Credos ihres Begründers, dass Balintarbeit eine Anwendung von Psychoanalyse sei.

Die Arbeit von Philipp Herzog (2015) im genannten Heft des Balint Journals »Ist das noch Balint?« polarisiert und spitzt zu: Der Autor konfrontiert uns mit Paradoxien, die erfrischend zu lesen sind. Die Frage nach der Klassik wird schlicht ad absurdum geführt.

2.1 Was ist Balintarbeit?

Im Balint Journal (1/2000) geht Kornelia Rappe-Giesecke ebenfalls von einer Paradoxie aus, wenn sie titelt: »Vorwärts zu den Wurzeln – Balintgruppenarbeit aus kommunikationstheoretischer Sicht.«
Die Autorin bleibt dann allerdings nicht bei der Paradoxie. Sie verwirft die Frage, was die Balintmethode sei und argumentiert, dass sich im Laufe der letzten Jahrzehnte unterschiedliche Settings mit unterschiedlichen Zielen, Zusammensetzungen der Mitglieder und sicher auch Vorgehensweisen der Leiter herausgebildet haben. Sie unterscheidet und beschreibt dann sechs Subtypen von Balintgruppen und empfiehlt den Balintgruppenleitern, sich ihrer Stärken bewusst zu werden, anstatt dem Drang zur Optimierung und Weiterentwicklung ihrer Methode zu folgen. Und dann stellt sie nochmals dezidiert fest, dass es die Balintgruppenarbeit ebenso wenig gebe wie die Supervision.

Heide Otten (2012) kommt in ihrer Monographie »Professionelle Beziehungen« zu einer ähnlichen Systematik. Zunächst nimmt sie uns auf eine fundierte historische Reise mit zur Arzt-Patienten-Beziehung im Wandel und Entwicklung der Balintarbeit. In ihrem umfangreichen Praxiskapitel nähert sie sich der Systematik von Rappe-Giesecke an, deren Differenzierung der Settings von Balintgruppenarbeit wir nun vorstellen und in unserem Buch weitgehend folgen werden.

1. Training-cum-research-Gruppen
So nannte Balint seine Gruppen, die das Ziel hatten, sowohl die Praxis der Ärzte zu beforschen als auch diese darin zu trainieren, eine neue Haltung gegenüber ihren Patienten einzunehmen. Für ihn waren diese Gruppen ein Instrument der Professionsentwicklung: weg von der Organmedizin hin zu einer ganzheitlichen Medizin. Dass er wenig über die Methodik der Gruppenleitung geschrieben hat, hängt damit zusammen, dass ihn nicht die Entwicklung einer neuen Supervisionsmethode interessierte, sondern die Entwicklung seiner Profession, er war ja selbst Arzt. Balint führte diese Gruppen zunächst auch als reine Forschungsgruppen mit Ärzten durch, die in Balintgruppenarbeit erfahren waren. Diese sehr praxisnahe Form der Beforschung professionellen Handelns ist ein geniales Instrument, um Maximen und Steuerungsprogramme einer Profession oder einer Methode zu

rekonstruieren (psychoanalytisch gesprochen: bewusst zu machen). Für diesen Subtyp haben wir keine Kasuistik vorgesehen, da dieses Forschungssetting den Rahmen dieses Buchs und Dialogs überschreiten würde. Trotzdem sind Elemente des Subtyps in einigen Kasuistiken enthalten, wenn es um die beiden Kernelemente der ursprünglichen Balintarbeit geht: Professionsentwicklung und Erlernen einer neuen Methode! Wir werden an vielen Stellen unseres Buchs darauf hinweisen. Hier vorab und vorweg so viel:
Training-cum-research-Gruppen sind ein Forschungssetting, das es erlaubt, sehr praxisnah und ohne Transferprobleme von der Wissenschaft zur Praxis Erkenntnisse zu generieren. Dieses Setting ermöglicht außerdem, zwei Formen der Erkenntnisgewinnung, nämlich die durch Fremdbeobachtung und die durch Selbsterkenntnis, in systematischer Weise miteinander zu verbinden. Aus diesem Grund ist es in der Lage, sehr viel mehr Komplexität zu erfassen; ich meine vor allem latente, man könnte auch sagen unbewusste Ebenen der Kommunikation. Dies kann psychologischen Forschungsverfahren und der empirischen Sozialforschung nicht gelingen.

Balintgruppenarbeit ist darüber hinaus eine gute Maßnahme zur Qualitätssicherung durch Selbstevaluation. In Zeiten, in denen die Sicherung und die Entwicklung der Qualität von Dienstleistungen auch im Not-for-Profit-Bereich zu den Standards gehören, bekommen Balintgruppenarbeit und auch Supervision als Verfahren der Selbstevaluation im Gegensatz zur Fremdevaluation und zur Standardisierung durch ISO 9002 oder ähnliche Verfahren eine neue Bedeutung. Qualitätskontrolle durch die Beteiligten selbst und durch Peers sind bei komplexen Dienstleistungen m. E. effektiver und effizienter zu gestalten.

2. Klassische Balintgruppenarbeit
In diesem Setting lernen Ärzte (bei Balint waren das Londoner Hausärzte) Beziehungsdiagnostik und deren Umsetzbarkeit in ihre alltägliche Praxis. Es handelt sich also je nach kontextueller Einbettung um Training, Weiterbildung oder Fortbildung.
Die teilnehmenden Ärzte arbeiten selbständig in Praxen oder gehören verschiedenen Krankenhäusern an. Das Setting unterscheidet sich von anderen dadurch, dass die Mitglieder der Gruppe nicht von-

einander beruflich abhängig sind oder sich noch in Ausbildung befinden. Alle Mitglieder sind gleichberechtigte Gruppenteilnehmer. Sie sind in der Lage und dazu angehalten, Fälle aus ihrer alltäglichen Praxis einzubringen. Die Balintgruppenleitung gehört der gleichen Profession wie die Teilnehmer an.
Dieser Subtyp ist in den Kasuistiken in Kapitel 3, 6, 7 und 8 enthalten.

3. Professionshomogene Gruppen
Balintgruppenleiter haben, wie schon Balint auch, mit anderen Professionen deren Professional-Klient-Beziehung untersucht. Diese Gruppen werden meist Balintgruppen genannt, weil die von Balint entwickelte Methode der Fallarbeit angewandt wird, um die professionellen Maximen, die das Handeln mehr oder weniger latent steuern, zu rekonstruieren (bewusst zu machen).

Die Konzentration auf Fallarbeit und die Nutzung dieses Settings zur Professionsentwicklung gelingt vor allem dann, wenn die Teilnehmer lediglich einer Profession angehören. So selbstverständlich wie bei der klassischen Balintgruppenarbeit ist es hier nicht, dass die Leitung die gleiche Profession hat wie die Teilnehmer. Zuviel Feldkompetenz macht blind für die latenten Programme und zu wenig Feldkompetenz erschwert die Anschlussfähigkeit der Leitung an die Teilnehmer und Teilnehmerinnen.

In diesem Buch berichten wir über »Balintarbeit für Anwälte« (▶ Kap. 3.5).

4. Ausbildungssupervision mit Fallarbeit
Die folgenden Zwischenüberschriften stehen hinsichtlich »Supervision« jeweils in Anführungszeichen, weil in diesem Kontext mit anderen Methoden als der reinen Fallarbeit gearbeitet werden muss.

In Deutschland ist die Balintarbeit in der Facharztweiterbildung in den Fächern Allgemeinmedizin, hausärztlicher Internist, Gynäkologie, für alle Psych-Fächer und für die spezielle Schmerztherapie Pflicht. Wenn im Rahmen dieser Weiterbildungen die Teilnahme an einer Balintgruppe obligat ist, ist die Gruppenarbeit unter diesem Subtyp zu subsumieren. Das heißt, die Balintgruppe ist nicht autonom, sondern in ein übergreifendes Ausbildungssystem eingebaut. Sie hat die Funktion, die Teilnehmerinnen und Teilnehmer bei der

Entwicklung einer neuen professionellen Identität und beim Erlernen einer neuen Methode zu unterstützen. Auch die fachliche Unterstützung, wie sie z. B. in der Sozialarbeit durch die Praxisanleitung gewährleistet wird, kann hier subsummiert werden.

Die Leitung einer solchen Gruppe kann mehrere Rollen übernehmen: der des klassischen Balintgruppenleiter sowie die des Experten für die Profession oder die Methode. Eine Konzentration auf Fallarbeit ist nicht zu erwarten.

Dieser Subtyp steht im Kapitel 3 im Mittelpunkt (▶ Kap. 3) sowie in den Kasuistiken zu Kapitel 4 (▶ Kap. 4).

5. Fallbezogene »Supervision« in Teams
Balintgruppenarbeit wurde mit der Zeit nicht nur für frei zusammengesetzte Gruppen angeboten, sondern auch für Teams, also Subsysteme von Organisationen. Diese Teams behandeln z. B. im Krankenhaus Patientinnen und Patienten gemeinsam, wenn auch in einer auf Professionen oder Funktionen beruhenden Arbeitsteilung. Viele Balintgruppenleiter haben beschrieben, wie schwierig eine Konzentration auf Fallarbeit in diesem Setting ist. Meines Erachtens erfordert sie eine optimale Situation, in der existentielle Konflikte in der Organisation und gruppendynamische Konflikte im Team nicht zu stark in den Mittelpunkt geraten sollten. Die Teilnehmer müssen angeleitet werden, sich in den Dienst der Fallarbeit stellen zu können. Auch hier reicht die Methode der klassischen Balintgruppenarbeit als einziges Programm nicht aus (Fallbeispiel hierzu vgl. Barde & Mattke, 1993).

6. Fallbezogene abteilungsübergreifende »Supervision«
In dieses Setting kommen Mitglieder einer Profession, die innerhalb einer größeren Organisation in unterschiedlichen Abteilungen beispielsweise als Ärzte, Psychologen, Sozialarbeiter und Krankenpfleger zusammenarbeiten, um Professional-Klient-Beziehungen zu besprechen. Dieses Setting liegt der klassischen Balintgruppenarbeit näher als die Balintgruppenarbeit mit Teams, denn die Mitglieder sind nicht in der Weise voneinander abhängig, wie dies in Teams der Fall ist. Meines Erachtens steigt die Wahrscheinlichkeit erheblich, dass man fallbezogene Supervision beibehalten kann, obwohl auch ein

weiteres Thema, nämlich die Organisation, mit im Raum ist. Der Stellenwert der betreffenden Profession innerhalb dieser Organisation sowie ihre Kultur der Zusammenarbeit, der Führung und des Umgangs mit Klienten und Patienten beeinflusst jeden einzelnen Fall und muss deshalb berücksichtigt werden.

Dieser Subtyp wird angesprochen in der Kasuistik aus der psychotherapeutischen Klinik in Kapitel 3.3 (▶ Kap. 3.3).

Abschließend noch eine Definition:

»Balint-Gruppen sind im klassischen Verständnis Arbeitsgruppen von etwa acht bis zwölf Ärzten, die sich unter der Leitung eines erfahrenen Psychotherapeuten regelmäßig treffen, um über ›Problempatienten‹ aus ihrer Praxis zu sprechen. Das Ziel ist eine verbesserte Arzt-Patient-Beziehung, die schließlich zu einem verbesserten Verständnis und einer verbesserten Behandlung des Patienten führen soll.« (Wikipedia, 2019, o. S.)

Sie sehen, dass in dieser (weit verbreiteten) definitorischen Engführung der Frage »Was ist Balint?« zwar Wesentliches enthalten ist, aber die Kontexte keine Berücksichtigung finden, die gerade systematisiert wurden.

Wir wollen in unserem Buch deshalb versuchen, Beispiele/Kasuistiken für alle oben aufgeführten Subtypen von Balintgruppenarbeit vorzustellen. Es wird ersichtlich, dass in der Praxis oft eine Kombination von Setting und Subtypen anzutreffen ist.

Im Folgenden sollen die Frage »Was ist Balint?« und die vorgeschlagene Systematik in einen kontroversen Diskurs überführt werden.

Dialog

Heide Otten

Der DBG liegen Protokolle der ersten Sitzungen vor, die Balint in London mit Allgemeinärzten 1951 begonnen hat. Eines dieser Protokolle wurde im Juni 2002 in deutscher Übersetzung im Balint Journal veröffentlicht – ein sehr interessantes Dokument. An dieser ersten Gruppe haben fünf Kollegen und eine Kollegin teilgenommen, die in der Allgemeinmedizin tätig waren.

Die Gruppenarbeit wurde mit einer Vorstellungsrunde begonnen nach Balints einleitender Frage: »Wie kommen Sie hierher? Was machen Sie beruflich?« Ein Kollege äußerte eindeutig, dass er gern wissen möchte, welchen Platz die Psychologie in der Allgemeinmedizin hat.

Gleich Balints zweite und dritte Frage richten sich auf das Verhältnis der teilnehmenden Allgemeinärzte zur Psychiatrie. Er lenkt dann die Aufmerksamkeit auf die Arzt-Patient-Beziehung, auf die »Droge Arzt«. Balint sagt: »Aber was immer sie mit dem Patienten tun, bedeutet etwas« (Protokoll von 1951, veröffentlicht im Balint-Journal 2002).

In diesem Protokoll wird der Seminarcharakter des Unternehmens deutlich: Balint möchte etwas vermitteln. Er hatte diese Idee, »dass das am allerhäufigsten verwendete Heilmittel der Arzt selber sei«, wie er 1957 in seinem Buch Der Arzt, sein Patient und die Krankheit schrieb. In diesem Buch fasste er die Ergebnisse seiner Gruppenarbeit zusammen. Es ist, wie er es auffasst, ein Seminar, dass sowohl dem Training der Ärzte dienen soll, zu einer ganzheitlichen Medizin zurückzufinden, als auch der Forschung, herauszufinden, welche Wirkung die Persönlichkeit des Arztes auf den Patienten und seine Behandlung hat.

Von der Dynamik in der Gruppe, wie wir sie heute beobachten und zu nutzen versuchen, ist noch keine Rede. Auch die heutige Struktur, die der Gruppenleiter der Arbeit gibt, spielt in den Ausführungen Balints keine Rolle.

Und tatsächlich ist dies auch in der Balintarbeit, wie wir sie praktizieren, noch nicht lange Thema. Erst in den letzten Jahren hat sich die Deutsche Balintgesellschaft (DBG) Gedanken darüber gemacht, mehr Wissen über Gruppendynamik in der Ausbildung der Gruppenleiter zu vermitteln. So hat die DBG Dankwart Mattke als Gruppendynamiker zu Leiterseminaren eingeladen.

In Balints o. g. Buch geht es in erster Linie um die Klärung von Schwierigkeiten in der Arzt-Patient-Beziehung: »Erstens wollten wir die psychologischen Probleme innerhalb der ärztlichen Allgemeinpraxis untersuchen; zweitens praktische Ärzte für diese Forschungsaufgabe ausbilden und drittens entsprechende Ausbildungsmethoden entwerfen« (Balint, 1957).

Er benennt die Gruppenarbeit unterschiedlich als »Gruppendiskussion, Fallkonferenz, Forschungsseminar oder Diskussionsseminar.«
Die Betonung liegt auf dem Beitrag des Einzelnen in der Gruppe, nicht auf dem, was der Gruppenprozess zu den Erkenntnissen beitragen kann.

Nun gibt es kontroverse Diskussionen darüber, ob Balintarbeit sich wandeln darf. In Kap 2.1 wird die schöne Arbeit von Philipp Herzog erwähnt. Sie gibt die Diskussionen im internationalen Setting wider: Während vor allem die deutschen Balintianer Methoden wie das »Push back« praktizieren oder die sogenannten »kreativen Methoden« wie Skulpturarbeit, Imagination, Psychodrama und Rollenspiel in die Balintarbeit integrieren, sind die englischen Kollegen bestrebt, die Balintarbeit so weiterzuführen, wie sie am Anfang praktiziert wurde: als Gruppendiskussion.

Wir haben ja in der Tat heute eine breite Anwendung der »Balintmethode«, wie Dankwart Mattke sie in Kap. 2.1 zutreffend als »Subtypen« beschreibt (▶ Kap. 2.1). Im Mittelpunkt steht die professionelle Beziehung, so wie Balint das als einen seiner Arbeitsschwerpunkte beschreibt. Wir haben mit der Anregung Balints, diese unter die Lupe zu nehmen, auch für andere Berufsfelder ein wertvolles Instrument zur Problemanalyse bekommen. Dies wurde in einer Gruppe mit Juristen erlebt (▶ Kap. 3.5).

Was bleibt also als Essenz der sogenannten »Balintarbeit?«

Dankwart Mattke

Die »Essenz« von »Balintarbeit« ist m. E. von Beginn an, das wurde oben einleuchtend beschrieben: Professionsentwicklung und Methodenentwicklung.

Balint wollte, dass Ärztinnen und Ärzten in seinen Londoner Gruppen mit Allgemeinärzten einmal eine neue Haltung einüben bzw. lernen und sie erleben lassen, dass sie selbst eine »Droge«, ein »Wirkfaktor« sind. Das würden wir heute »Professionsentwicklung« nennen.

Zum andern konnte er in seinen Gruppen und Seminaren zeigen, wie sich diese neue Haltung erlernen lässt: die Methode der Bewusstmachung der jeweiligen Arzt-Patient-Beziehung und ihrer Arbeit damit in der allgemeinärztlichen Praxis (Methodenentwicklung).

Wir werden auf das Ziel jeglicher Balintarbeit in diesem Buch immer wieder zurückkommen!

2.2 Die Bedeutung der Gruppendynamik in Balintgruppen

Dankwart Mattke

Zu diesem Thema ist implizit reichlich Wissen und Erfahrung vorhanden bei allen, die Balintgruppen leiten, besuchen, Interesse zeigen. Wir – ob Profis oder Laien – sprechen ja immer schon von Balintgruppen! In diesem Kapitel soll es darum gehen, dieses Wissen ein Stück weit zu explizieren. In der Aus-, Fort- und Weiterbildung für Leiter von Balintgruppen ebenso wie für Teilnehmer und interessierte Laien kann es helfen, ein theoretisches Gerüst zu Gruppen und ihren Dynamiken parat zu haben.

Es gibt zwei Teile:

1. Anhand einer Gruppenvignette, die im Balint-Journal 4/2011 von Andreas Ertle publiziert wurde, soll ein Umgang mit der Vignette in einer gruppendynamischen Perspektive gezeigt werden.
2. Dann werden einige Grundbegriffe zur Gruppendynamik vorgestellt und ansatzweise mit der Vignette verbunden.

2.2 Die Bedeutung der Gruppendynamik in Balintgruppen

Teil 1

Andreas Ertle gliedert seinen Bericht über einen Balintgruppenverlauf innerhalb eines Kurses zur Psychosomatischen Grundversorgung (PSGV) in fünf »Fragmente«, wie er sie nennt.

Fragment I: Am Vortag der Balintgruppensitzung hatte ein bundesweiter Ärzteprotest stattgefunden. Der Bitte des Leiters, über eine Begegnung mit einem Patienten zu berichten, wird hartnäckig nicht entsprochen. Stattdessen »fordert« die Gruppe, das Forum der Balintgruppe zu nutzen, um über praxisnahe berufspolitische Themen zu diskutieren.

Fragment II: Der Leiter äußert Verständnis, möchte aber diese Diskussion in die Kaffeepause verlagern. Er sei hier, um eine Balintgruppe zu leiten und bittet nochmals um einen Fall.

Es meldet sich schließlich ein Kollege, ein Allgemeinarzt, und berichtet über eine 58-jährige Patientin, die bei ihm bis zu ihrer schweren Erkrankung (Mamma-CA) als Sekretärin und Empfangsdame gearbeitet habe.

Fragment III: Der Schock für ihn und die anderen Helferinnen sei schwer gewesen, zunächst wegen der Schwere und Plötzlichkeit der Erkrankung, dann aber auch, weil die langjährige Erstkraft mir ihrer Erfahrung und Kompetenz für die Praxisorganisation von heute auf morgen ausfiel. Es wurde eine Lösung gefunden: Die Ehefrau des Praxisinhabers sprang ein.

Über die anderen Helferinnen erfuhr der Arzt dann, dass die Ex-Erstkraft sich nach OP und Reha-Behandlung wieder fit fühle und an ihren Arbeitsplatz zurückkehren wolle.

Der Kollege versuchte, sie von ihrem Ansinnen in einem längeren Gespräch abzubringen, da er auf Grund der ihm als Hausarzt vorliegenden Befundberichte von erheblichen Zweifeln geplagt war ob der Fitness und Zuverlässigkeit der vormaligen Erstkraft

Er habe in dem Gespräch auf Granit gebissen und sich anhören müssen, wie sehr sie als alleinstehende Frau das Geld brauche. Für die von ihm vorgebrachten Einwände und Bitten, auch an das Wohl der Praxis, seiner Existenzgrundlage, zu denken, habe er bei ihr kein Verständnis gefunden. Er denke an Kündigung, fürchte aber die Reaktionen von Patientinnen und die Solidarität der anderen Helferinnen. Nun hoffe er mit Hilfe der Gruppe einen Weg zu finden, wie er die Angelegenheit sicher und unauffällig beenden könne.

Fragment IV: In einer kurzen Fragerunde nach dem Bericht fragt ein Teilnehmer (TN) den Referenten, wie er sich die Patientin denn vorstellen könne, wie sie jetzt aussehe. Der Referent verweist kurz und knapp auf eine etwas ältere, schweigsame und sehr schlanke TN der Balintgruppe mit der Bemerkung: »Wenn man von Ihnen noch ein Stück wegnähme ... dann wäre man nah dran.«

Der Leiter versucht sofort, der Kollegin Schutz zu geben, indem er sagt, er könne ihre Reaktion des Erschreckens gut verstehen, auch wenn sie mit der vorgestellten Patientin nicht das Geringste zu tun habe, obwohl der Referent eine gewisse oberflächliche Ähnlichkeit erkannt zu haben glaube. Dies habe leider nicht verhindert, dass die TN sich in eisiges Schweigen zurückgezogen habe.

Fragment V: Der Leiter schildert dann sehr offen seine Sprach- und Hilflosigkeit. »Ich war verblüfft über den völligen Mangel an jeglichem ethischen Bedenken, und ich war sprachlos ob der Skrupellosigkeit des Plans mit dem dreisten Ansinnen, die Balintgruppe als Hilfstruppe zu missbrauchen.«

In der Gruppendiskussion konzentrierten sich die Beiträge auf eine vorbehaltlose Identifikation mit dem Referenten und eine Verurteilung der anmaßenden und undankbaren Patientin, die doch der Medizin im Allgemeinen wie dem langjährigen Arbeitgeber im Besonderen so viel zu verdanken habe.

Der Leiter interveniert: »Ich könnte mir vorstellen, dass es noch andere Aspekte gäbe, die in der Gruppe bisher nicht zu Wort kamen.«

Daraufhin hielten mehrere TN entgegen: der Leiter habe wohl nichts Besseres zu tun, als dafür zu sorgen, dass die bisher so konstruktive Gruppendiskussion auf einmal para laufe. Der Referent ver-

2.2 Die Bedeutung der Gruppendynamik in Balintgruppen

schärfte die Angriffe auf den Leiter dann noch mit der Bemerkung, er sei völlig ungeeignet als Leiter, vertrete weltfremde Positionen. Der Leiter habe wohl als früherer Allgemeinarzt die einstmals goldenen Jahre kräftig mitgenommen, um sich daraufhin in die bequeme und einträgliche Nische des Psychotherapeuten zurückzuziehen.

An erster Stelle möchte ich dem Kollegen Andreas Ertle danken, dass er uns freimütig den, wie mir scheint, authentischen Vignettentext per Publikation öffentlich zugänglich machte. Es scheint mir nichts geschönt, da kenne ich publizierte Fallgeschichten (übrigens auch von mir selbst), die wesentlich geglätteter erscheinen.

Nun geht es mir nicht um supervisorische Ausführungen zur Methodik der Balintgruppenleitung, wie der Leiter in diesem speziellen Fall anders hätte intervenieren können.

Mein Fokus in diesem Kapitel liegt darauf, ein gruppendynamisches Verständnisangebot zu machen.

Ich beschränke mich dabei auf zwei Sichtweisen:
Andreas Ertle selbst führt in einer Fußnote Bions gruppendynamische Grundannahmen ein.

Bion, einer der Pioniere der Gruppentherapie und vor allem der Gruppendynamik, die im angesehenen Tavistock Institute for human relations eine weltberühmte Institutionalisierung fand, unterscheidet sog. *Grundannahmengruppen von Arbeitsgruppen*.

Grundannahmengruppen operieren zur Abwehr von Angst auf der Ebene der Grundannahmen in drei Figurationen:

1. Kampf-Flucht: die Gruppe wird pseudokohäsiv in Abwehr von angenommenen, phantasierten, jedenfalls klar von außen kommenden Bedrohungen (hier evtl. der Bedrohung der Allgemeinärzte durch existentiell erlebte Einkommensverluste).
2. Die oral-abhängige Position meint, dass sich die Gruppe um eine Halt und Sicherheit gebende Leiterfigur zusammenschließt.
3. In der dritten Position steigert sich der Zusammenhalt und die Angstabwehr bis zur Sehnsucht nach einem Erlöser, oftmals auch

eine Paarkonstellation, die den Erlöser gebären könnte (dieses Phantasma ist kleinianische Psychologie, Bion war Lehranalysand von Melanie Klein).

Zu allen drei Grundannahmen enthält die Vignette reichlich Material.

Mein zweiter gruppendynamischer Blick auf das Fallmaterial hat mit der Theorie sozialer Systeme, die in allen Gruppen wirksam werden zu tun. Diese Sichtweise verdanke ich Kornelia Rappe-Giesecke, die einen Kritikpunkt aufgreift, der schon früh in der gruppendynamischen Community diskutiert wurde.

Der Siegeszug der Gruppendynamik im Kontext von Demokratisierungsprozessen zunächst in der Folge von Kurt Lewin und auch Jakob L. Moreno in Nordamerika, dann bei uns in den 1960er bis 1970er Jahren führte zu fast illusionären Erwartungen und Hoffnungen gegenüber der Kraft und Dynamik von Gruppen. Vor allem der Einsatz von gruppendynamischen Trainings und Teamentwicklungsprozessen in großen Unternehmen zeigte allerdings, dass Unternehmen sich in ihrer formalen Organisation der Aufbau- und Ablaufstrukturen nicht wirklich so leicht verändern ließen.

Das Resultat gruppendynamischer Trainings könne durchaus im besten Fall soziale Selbstreflexion befördern und darüber hinaus Veränderungswünsche und -ansätze am Arbeitsplatz oder/und in Projekten wie Bürgerinitiativen, Kinderläden oder Elterninitiativen bewirken. In Richters Bestseller *Die Gruppe* wurde die Gruppe als Ort, sich selbst und andere zu befreien, beworben. Tatsächlich könnten wir mit Blick auf eine weiterwirkende Utopie sagen, dass damals in den späten 1960er und frühen 1970er Jahren der Grundstein gelegt wurde für eine – wie wir es heute nennen – langsam entstehende Bürgergesellschaft.

Der aber auch damals entstehende Marktkapitalismus mit Globalisierung etc. fordert uns trotz aller persönlichen und sozialen Befreiungs- und Emanzipationserlebnisse in seinem Tempo und seiner Dynamik weiterhin mehr heraus als wir damals erahnen konnten. Darum die harsche Kritik: Gruppen, die soziale Theorien nicht genügend oder gar nicht beachten, führen zu einer Psychisierung der Systeme

2.2 Die Bedeutung der Gruppendynamik in Balintgruppen

und verpuffen in ihren Wirkungen auf die sie umgebenden sozialen Systeme.

Wenn wir nun auf die oben referierte Fallerzählung von Andreas Ertle blicken, könnte das umgebende soziale System die Institution »Psychosomatische Grundversorgung« sein, die zwar die Balintarbeit beinhaltet, aber auch eine Vielzahl von administrativen Regelungen umfasst, die direkt zwar nichts mit »reiner« Balintarbeit zu tun haben. Diese Regelungen und ihre Strukturen spiegeln sich jedoch in Balintgruppen, die im Rahmen von PSGV durchgeführt werden, wie wir am Beispiel der Fallvignette leider sehr leicht sehen können.

Rappe-Giesecke schreibt dazu: Wenn solche Spiegelung nicht beachtet wird, hängt das oft von der für Balintgruppen typischen Komplexitätsreduktion ab: Sie verstehen sich als psychische Systeme, höchstens als einfache Sozialsysteme und nicht als organisierte Sozialsysteme, hier in der PSGV.

Was sich spiegelt und was im Rahmen des Inszenierungsmodells bearbeitet wird, ist das der professionellen Beziehung zugrundeliegende Unbewusste, Beziehungsmuster mit seinen komplementären Positionen, den dazu gehörenden Affekten, Phantasien und Problemen. Dabei kann die Inszenierung des Musters spiegelverkehrt stattfinden. In unserer Vignette beispielsweise scheint mir, dass der Fallvorsteller die Position seiner Patientin übernimmt (hier die krebskranke, wieder genesende Praxis-Angestellte) und Gruppenmitglieder die Position des Referenten (hier das Drängen der Gruppe gegen den Leiter auf rasche Lösung, Klärung, Handlungsanweisung).

Ähnliche Verhältnisse wie in unserer Vignette können z. B. vorkommen, wenn Balintarbeit mit Teilnehmern durchgeführt wird, die durch eine Institution verbunden sind. Wenn sie von einem professionellen und balintgeschulten Supervisor geleitet wird, würde das sogar funktionieren unter Beachtung gruppendynamischer und vor allem organisationssozialer Kenntnisse (was meiner Meinung nach nicht der Fall ist, wenn diese Projekte dann als die obligatorische Balintgruppe im Rahmen von WB-Programmen gewertet werden).

2 Unverzichtbares Hintergrundwissen

Es gibt noch viele weitere Aspekte, die es wert sind, diskutiert zu werden, was jedoch den Rahmen dieses Buchs sprengen würde.

Ich formuliere für die Diskussion eine Hypothese, wie sich für mich gute Balintarbeit mit gruppendynamischem Verständnis der Vignette verbinden ließe:
Der Leiter möchte die Institutionsdynamik, die mit PSGV, Gebührenordnung, etc. zu tun hat, auf Pausengespräche verschieben. Damit nimmt er eine Priorisierung oder eine Werteprämierung vor. In der Dynamik des sozialen Systems Gruppe wird diese Setzung vom psychischen System Gruppe zunächst murrend hingenommen. Aber die ins Unbewusste der Gruppe verdrängten, abgewehrten Affekte und Phantasien kehren wieder:
Die unbewusste Gruppendynamik sorgt für einen dramatisch zugespitzten Prozess, in dem es um eine Werteklärung zwischen ärztlichem Ethos auf der einen und Ökonomie des Wirtschaftsbetriebs Praxis auf der anderen Seite geht.

Dem Leiter wird von der Gruppe signalisiert, dass sich diese Werteklärung, dieser sehr mühsame Klärungsprozess nicht auf die Pause verschieben lässt.

Eine Werteklärung meinerseits: Da der publizierende Autor der Vignette mit Echtnamen gezeichnet hat, bitte ich darum, einen wesentlichen Wert für die Balintmethodik zu beachten: Durch einen Werte-orientierten Leitungsstil ist der Referent/die Referentin einer Fallvignette in einer Balintgruppe zu schützen. Gleich welche negativen/destruktiven Inhalte, Affekte, Projektionen oder auch harte Kritiken und angenommene Behandlungsfehler, sie sind vom Leiter und nach und nach von der Gruppe zu containen! Im referierten Fall der Publikation ist für mich der Autor der zu schützende Referent gegenüber der Öffentlichkeit, für die ich hier schreibe.

Gerade wenn gruppendynamisch präzise gearbeitet wird, gibt es hier eine wesentliche Differenz zu einer Therapiegruppe. In einer psychodynamisch geleiteten Therapiegruppe würde in einem weiteren Prozessschritt mit all diesen Kognitionen und Emotionen durcharbeitend verfahren werden.

In einer ungefähren Analogie wäre die Trias »Vignette – Referent – Gruppe« eher wie eine Traumerzählung zu sehen, die sich im Prozess der Balintgruppe vom Erzählenden ablöst. Hier gibt es heute in vielen Balintgruppen die Praxis des »Push back«: Der Fallvorsteller wird gebeten, sich etwas außerhalb der Gruppe zu setzen und zuzuhören. Weitere Interaktionen zwischen Gruppenteilnehmern und Referent werden leitungsseitig regelrecht blockiert. Ich denke, wenn diese technische Intervention angewandt wird, wird die Differenz zu einer Therapiegruppe besonders klar.

Zwischenzeitlich sind in der Literatur Berichte über »Traumgruppen« zu finden, in denen wie in einer Balintgruppe methodisch gearbeitet wird (Georg, 2016).

Dialog

Heide Otten

Der Hypothese, dass der Gruppenleiter im oben zitierten Balintgruppen-Geschehen eine Priorisierung oder eine Werteprämierung vornimmt, kann ich folgen.

Der Gruppenleiter erfüllt damit einen Auftrag, den er durch die Ärztekammer für die PSGV übernommen hat. Auch die Gruppenmitglieder folgen einem Auftrag, mit dem sie ihre Weiterbildung ableisten und nach erfolgreichem Abschluss zusätzlich eine Ziffer abrechnen können, diese Weiterbildung also in bare Münze umwandeln können.

Sowohl die Gruppe als auch der Leiter verdrängen ihre Affekte, die im Zusammenhang mit diesen Aufträgen stehen. Der Leiter bemüht sich darum, Balintgruppenarbeit zu installieren. Nach anfänglicher Weigerung der Gruppe setzt er sich scheinbar durch.

Die Gruppe folgt einer »Anweisung« oder »Forderung« des Leiters, eine Fallgeschichte zu präsentieren. Diese Fallgeschichte aber stellt sich als ein »fauler Kompromiss« heraus: Es wird eine »Patientin« vorgestellt, die eigentlich als Mitarbeiterin des Referenten mit der Problematik dieser professionellen Beziehung erscheint und nicht in einer Arzt-Patient-Beziehung, wie das für die Arbeit einer Balintgruppe vorgesehen ist.

Dankwart Mattke

Ich frage mich, ob ein Gruppenleiter mit mehr gruppendynamischer Kompetenz diesen Fall abgelehnt hätte? Allerdings nicht qua seiner Autorität als Gruppenleiter mit einer »Anweisung«, sondern qua gruppendynamischer Intervention auf der Ebene der institutionellen Rahmung. Wie Heide Otten oben beschrieben hat, ist mit der Rahmensetzung der PSGV der Auftrag verbunden: Ärzte sollen u. a. mit Hilfe von Balintgruppenarbeit sensibilisiert werden für die immer mitlaufende »Beziehungsarbeit« zwischen den Professionals (Ärzte, Ärzte in diesen Kursen zur Zertifizierung von PSGV-Leistungen) und ihren Patienten.

Diese Kurse und ihre Zertifizierung werden von den Kassenärztlichen Vereinigungen (KV) verlangt und nicht von den Ärztekammern. Das System der Gesundheitsversorgung ist so aufgebaut, dass die Kassenärztlichen Vereinigungen sich um marktgerechte Preise für ihre Mitglieder bei den Krankenkassen bemühen. Die Repräsentanten der KV sind gut bezahlte Manager. Die Repräsentanten der Ärztekammer »dienen« in Ehrenämtern ethischen Wertvorstellungen.

Was hier institutionell fein getrennt wird, kann (wie in unserer Fallvignette geschehen) »intrapsychisch« bei Gruppenleitern wie Balintgruppenteilnehmern individuell zu Konflikten sowie gruppendynamisch zu Dilemmata bzw. Rollenkonfusionen führen.

Dies ist sozialwissenschaftlich gesehen die dritte Dimension neben Fallarbeit und Gruppenarbeit: Relevanz der Theorie sozialer Systeme. Wenn wir uns in Balintgruppen um Fallarbeit bemühen, sind diese drei Dimensionen (Person – Gruppe – Institution) in der Gruppenarbeit immer präsent.

Heide Otten

Der Gruppenleiter lässt diesen Kompromiss zu, benennt ihn nicht, sieht ihn offenbar über weite Strecken des Gruppenprozesses selbst auch nicht. Die Gruppe arbeitet nun nicht an einer Arzt-Patient-Beziehung, sondern verführt den Leiter unbewusst, genau die Thematik zuzulassen, die er abgelehnt hatte: Ein praxisnahes berufspolitisches Problem wird diskutiert. Die Mitarbeiterin wird in der Fallgeschichte aufgefordert, auf die finanzielle Lage des Arbeitgebers Rücksicht zu nehmen. Die ökonomische Situation des Allgemeinarztes rückt in den Fokus.

Dankwart Mattke

Der Gruppenleiter hat sich zu Beginn auf einen Machtkampf mit der Gruppe eingelassen, diesen zunächst scheinbar gewonnen, nun aber verloren, und er spürt dies offenbar.

Mit seiner Beschreibung: »Ich war verblüfft über den völligen Mangel an jeglichem ethischen Bedenken, und ich war sprachlos ob der Skrupellosigkeit des Plans mit dem dreisten Ansinnen, die Balintgruppe als Hilfstruppe zu missbrauchen« wertet er die Gruppe und den Referenten deutlich ab. Seine abgewehrten Affekte Angst und Zorn werden deutlich. Einerseits möchte er seinen Auftrag, für den er bezahlt wird – eine Balintgruppe zu leiten –, erfüllen und hat Angst, die Gruppe könne dies vereiteln. Andererseits ist er zornig über den Verlauf, den »faulen Kompromiss«, den er nicht als solchen erkannt hat.

Er versucht, seine Position wieder zu stärken mit der Aufforderung an die Gruppe, andere Aspekte zu bedenken, die bisher nicht zu Wort kamen.

Wiederum liegt eine Entwertung in dieser Intervention. Entsprechend reagiert die Gruppe mit offener Aggression. Nun wird der Leiter direkt attackiert und entwertet als jemand, der seine ökonomischen Interessen gewahrt hat, sie anderen aber nicht zugesteht.

Heide Otten

Im Kapitel wurden die Grundannahmengruppen von Bion angeführt, die zur Abwehr von Angst in drei Konfigurationen beschrieben werden: Welche von außen kommende Bedrohung realisiert sich hier in der Gruppe? Ist es die Bedrohung der Allgemeinärzte durch Einkommensverluste? Offenbar handelt es sich hier ja um eine homogene Gruppe von Allgemeinmedizinern. Durch den Gruppenverlauf kommt mir noch eine andere Idee: Abwertung spielt ja eine Rolle. Diese mag ökonomisch verstanden werden, kann aber auch Ausdruck der Angst vor Entwertung der Allgemeinmedizin sein. Fachärzte und Allgemeinmediziner sind nicht nur um die Bezahlung miteinander in Konkurrenz. Das Gefühl des »Underdogs« im Vergleich zu den Fachärzten ist unter Allgemeinmedizinern verbreitet.

Schließt sich die Gruppe um eine Halt und Sicherheit gebende Leitfigur zusammen? Eher das Gegenteil könnte die Gruppe einen: Der Wunsch nach einer solchen Figur, die loyal mit den Problemen, Sorgen und Ängsten ihrer Fachgruppe ist, könnte die gemeinsame Aggression in der Gruppe befördern, da dieser Wunsch vom Leiter nicht erfüllt wird, und somit den Zusammenhalt schaffen.

Die dritte Position erreicht die Gruppe nicht. Die Sehnsucht nach einem Erlöser kommt in dieser Sitzung nicht auf. Die Frustration führt frühzeitig zur Kampf-Flucht-Position, in der sich die Gruppe durch Angriff mit dem Aggressor – dem Leiter – direkt auseinandersetzt. Der Gruppenleiter steht für die äußere Bedrohung durch Entmündigung, Zwang, Vorschriften, Hilflosigkeit, Ausgeliefertsein, Entwertung.

Dankwart Mattke

Sehen wir die Beziehung Leitung – Gruppe als Modell für die Arzt-Patient-Beziehung, so entwickelt sich in der vorgestellten Vignette das, was wir in der Realität heute sehr häufig sehen: ein Arzt bzw. Leiter, der mit guten Vorsätzen seinem Auftrag als Helfer nachkommen möchte, die Bedürfnisse des Patienten bzw. der Gruppe aber nicht trifft. Der Patient möchte Zeit, ein Gespräch, Aufklärung, Geduld, Zuwendung, Verständnis; der Arzt dagegen folgt seinem Therapieauftrag, in möglichst kurzer Zeit möglichst effektiv zu sein.

Der Leiter erlebt in den 15 durch das Curriculum der PSGV verordneten Balintsitzungen Zeitdruck, er möchte die Zeit nutzen, möglichst umfassend die vielen Aspekte des Balintgedankens zu vermitteln. Die jungen Kollegen in der Gruppe haben zunächst andere Interessen, als sich wieder mit Patienten zu befassen. Eigene Sorgen haben in ihrem belastenden medizinischen Alltag keinen Platz, hier finden sie eine homogene Gruppe von Kollegen in vergleichbarer Situation. Da könnte schon die Sehnsucht nach einem Erlöser, einer Vater- oder Mutterfigur als Leiter aufkommen, die die Angst nimmt und Sicherheit bietet.

Und dies ist das eigentliche Problem, gruppendynamisch gesehen: Der Leiter, der Rahmen (PSGV) kann verführen, Regression zu fördern, die entstehen wird, wenn der Leiter wie in einer Schulklasse doziert oder »Laissez faire« (im Sinne von Lewin) zu viel laufen lässt, den Prozess zu wenig steuert.

Heide Otten

Das soziale System »Psychosomatische Grundversorgung« mag zunächst als erzwungen, nicht frei gewählt, übergestülpt erlebt werden. Es erfolgt zunächst die Identifikation mit der Unfreiwilligkeit: »Wir alle müssen hier teilnehmen, wir sitzen alle im selben Boot«. Es kann ein Außenfeind wahrgenommen werden: die KV, die Ärztekammer, die Regeln, im ungünstigen Fall die Dozenten bzw. Gruppenleiter.

Wird mit der Zeit die Sinnhaftigkeit der Veranstaltung und ihrer Inhalte deutlich sowie die Anwendbarkeit in der Praxis, dann wird die Gruppenkohäsion durch das gemeinsame Erleben – in der Balintarbeit durch Phantasieren, Assoziieren, Verstehen geprägt – positiv entwickelt.

Ein faszinierender Teil der Balintgruppenarbeit ist für mich der »parallele Prozess«, oben als »Spiegelung« angesprochen. Im Balintgruppenprozess nimmt der Referent meist die emotionale Position seines Patienten ein.

In der vorliegenden Vignette setzt sich der Referent über die vorgegebene Struktur, eine Arzt-Patient-Beziehung zu beschreiben, hinweg und berichtet über eine Angestellte und sein Problem als Arbeitgeber. So zeigt er sich pseudo-angepasst an die Aufforderung des Gruppenleiters und die Balintidee.

Er wirbt um die Loyalität der Gruppe, wie die Patientin/Mitarbeiterin um die Loyalität des Arztes wirbt. Und wie die Patientin/Mitarbeiterin sieht er nur seine eigene Not.

Der Gruppenleiter bleibt als »Institution« der Widersacher – wie im System möglicherweise die Gesundheitspolitik –, der nicht zuhört, nicht auf wichtige Fragen und Bedürfnisse (der Kollegen) eingehen will und eigene (politische!) Interessen verfolgt.

Nehmen wir den Bericht des Referenten als Traumerzählung, so wie Balint dies schon vorgeschlagen hat, dann wäre der Referent als Träumer sowohl er selbst als auch seine Ehefrau, die Patientin, die Krankheit und die Ökonomie. Alle Empfindungen im Traum sind die des Träumers. So ist die Schwere der Erkrankung auch seine Schwere in der Erkenntnis, welche ökonomischen Risiken eine Praxis bietet. So ist die Ehefrau, die einspringt, sein starker eigener Anteil, der Konflikte lösen kann. Die kranke Mitarbeiterin ist sein eigener schwacher Anteil, der sich in der Ausbildung zum Arzt ausgezehrt hat und nun einen Mangel an Ressourcen spürt, aber seinen Platz, den er sich erworben hat, verteidigt. Er wird die Allgemeinarztpraxis nicht aufgeben, wird sich von den ökonomischen Zwängen und Unsicherheiten nicht abhalten lassen, kämpft um seine Existenzrechte, die er sich mit Studium und Ausbildung erworben hat. Diese Sichtweise kollidiert möglicherweise mit dem Ethos, mit dem er angetreten ist zum Medizinstudium, in erster Linie Menschen zu helfen. Nun ist er plötzlich auch Kaufmann und muss seine Existenz sichern. In dieser Ambivalenz »träumt er« – trägt er die Geschichte mit allen unbewussten Anteilen in der Gruppe vor.

Der Gruppenleiter wird in unserer Vignette Teil des Dramas, er wird auf die Bühne der Gruppendynamik gezogen.
Ist das unvermeidlich?

Dankwart Mattke

Gruppendynamisch gesehen: Eindeutig Ja! Das ist unvermeidlich! Nicht nur in diesem Einzelfall, sondern möglicherweise generell bei den von den KVen geforderten Kursen zur PSGV Zertifizierung fehlt eine Vorbereitung zur Einführung in diese sozialmedizinische Dimension, die wir hier in unserem Dialog diskutieren.

Die Vorbereitung wäre für die Balintgruppenleiter mindestens ein Crashkurs in Gruppendynamik und für die Teilnehmer eine oder einige Infositzungen, die aufgreifen, was wir hier diskutieren; am besten auch noch mit einem Infoblatt! In den ambulanten wie vor allem den teilstationären und stationären Gruppentherapien ist auch lange Zeit versäumt worden, Teilnehmer bzw. Patienten entsprechend vorzubereiten (Mattke, Streek, König, 2015).

Die Veränderungen in den umgebenden sozialen Systemen wie beispielsweise das Patientenrechtegesetz (!) und die zunehmenden Forschungsliteraturen zu Nebenwirkungen von Gruppentherapien (Lindner & Strauß, 2016; Mattke & Strauß, 2016) haben zu einer Sensibilisierung für die Bedeutung der umgebenden sozialen Systeme für psychotherapeutische Dienstleistungen geführt. Bei den psychotherapeutischen Dienstleistungen sind die Gruppentherapien in den Fokus gerückt, weil hier das Soziale viel stärker Relevanz bekommt. Notabene sind auch einzeltherapeutische Anwendungen in jedem Rahmen mit »third-party-payern« betroffen.

Auch Balintgruppen, die als Ausbildungsteile oder Akkreditierung zur Abrechnung führen sollen, sind eingebettet in soziale Systeme.

Da nun in den Kursen zur PSGV die Vermittlung der zu erwerbenden Kompetenzen im Gruppenkontext geschieht, werden die in unserem Dialog aufgezeigten Dilemmata mal mehr, mal weniger regelhaft auftreten.

Heide Otten

Diese umgebenden sozialen Systeme und ihren Einfluss auf die Arzt-Patient-Beziehung versuchen wir unter anderem in der Skulpturarbeit sichtbar und damit bewusst zu machen. Leiter, die mit dieser Arbeit vertraut sind, werden diese Einflüsse auf die Arbeit der Balintgruppe möglicherweise auch eher sehen. Darauf gehe ich im nächsten Kapitel näher ein.

2.3 Die Balintgroßgruppe – Beispiel für einen Parallelprozess

Dankwart Mattke

In einer Balintgroßgruppe während einer Balinttagung wurde eine Kasuistik aus einer Reha-Klinik eingebracht:

Es geht um eine 42-jährige Patientin, die mit 16 Jahren einen Mopedunfall hatte. Danach musste nach einigen Notoperationen ein Bein amputiert werden. In der Folge kam es zu zahlreichen korrigierenden chirurgischen Eingriffen mit entsprechenden rehabilitativen Behandlungen und schließlich zu einem chronischen Schmerz-Syndrom. Trotz allem gelang es ihr, eine Lehre als Bürokauffrau abzuschließen. Sie heiratete, bekam zwei Kinder, wurde geschieden und lebt heute allein.

Die Patientin brachte kurz nach der Aufnahme in der Reha-Klinik sehr schnell nahezu alle Teammitglieder mit ihren Sonderwünschen gegen sich auf. Vor allem ging es um immer neue Schmerzpräparate, Sonderwünsche wegen ihres Zimmers und Streit mit anderen Patienten.

Die ziemlich einhellige Haltung des Teams lautete: Es liegt keine psychologische Behandlungsmotivation vor und diese sei auch nicht zu entwickeln. Der Fall vorstellende Oberarzt wurde hinzugezogen mit der Bitte um Vermittlung, aber auch mit dem wenig versteckten Wunsch, die Patientin zu entlassen.

Als Frage an die Balintgruppe formuliert der Oberarzt: Er wisse nicht warum, aber wenn er an diese Behandlung, inzwischen recht gut abgeschlossen, denke, schäme er sich.

2.3 Die Balintgroßgruppe – Beispiel für einen Parallelprozess

In der Gruppenarbeit geht es wie oft um viele Phantasien die Patientin betreffend: wie sie aussieht, wie sie mit der Prothese zurechtkommt, wo und wie die Schmerzen sind, welches wohl ihre geheimen Wünsche sind, ob sie die Reha will, was sie will, ...
Aus dem Aussenkreis kommt noch die Phantasie einer erotischen Übertragung auf den Oberarzt. Der Leiter greift letztere Phantasie auf, interveniert und lädt den Fallvorsteller zu einer ersten Feedback-Runde ein:
Dieser ergänzt, dass die Patientin nach seiner oberärztlichen Intervention bleiben konnte, das Team und die Beziehungen zur Patientin sich beruhigten und dass sie sich in der üblichen Schlussrunde mit den zu entlassenden Patienten sehr zufrieden geäußert habe und hinzugefügt habe, am liebsten würde sie den Oberarzt umarmen.

Die Fallarbeit geht dann zurück in die Gruppe und der Leiter bittet um Fokussierung auf die Arzt-Patient-Beziehung und die Frage, warum diese Beziehung bis heute durch Scham »imprägniert« sei. Gibt es dafür Verständnis?

Ein oberärztlicher Kollege, auch in einer Reha-Klinik, sagt, er kenne nur zu gut solche Verläufe, obwohl die Behandlung »ganz gut« beendet werde, bleibe bei ihm eine Unzufriedenheit, Unzulänglichkeit, fast Hilflosigkeit zurück. Andere sprechen mehr Anerkennung, Verständnis, fast tröstliches Zureden aus. Die Frage des Leiters lautet: Warum bleibt gerade in diesem speziellen Fall und der entsprechenden Arzt-Patient-Beziehung bis heute das Gefühl der Scham?

Jemand erinnert dann, dass bei der Fallvorstellung die Amputation und die vielen Nachfolge-Operationen betreffend von einer »chirurgischen Meisterleistung« berichtet wurde.

Der Parallelprozess

Nach objektbeziehungstheoretischen Überlegungen könnte das Ziel von Balintgruppenarbeit darin bestehen, die »Gefangenschaft« des Objekts (Patient) im Subjekt (Behandler) in und durch die Gruppenarbeit nach und nach zu lösen.

Das ist eher prozessorientierte Gruppenarbeit, weniger diagnostische Einschätzung, warum Scham, autoritärer Reflex (Entlassung!) oder eventuell Übertragungsliebe besteht, warum die Schmerzen nicht gelindert werden konnten usw., usw. ...

In diesem Prozess braucht es Wissen und Kompetenz zur Gruppenarbeit seitens des Leiters: Er muss den Parallelprozess in der Balintgruppe erstmal für sich selbst hypothetisch erwägen, die Gruppe dann bei dieser Gruppenarbeit begleiten (leiten), eventuell in einer angenommenen Hypothese intervenieren, den Gruppenprozess durchaus in eine bestimmte Richtung lenken und dann erst den Fallvorsteller nochmal einbeziehen oder auch je nach Timing zu einem Schlussstatement bitten. Der Fallvorsteller hat stets das letzte Wort. Das ist eiserne Balintnorm und Wertekanon.

Der Fallvorsteller könnte seine eigenen narzisstischen Bedürfnisse, die diese »Musterpatientin« in ihm getriggert hat, noch im laufenden Prozess, während er »nur« zuhört, erkennen, freimachen und lösen. Er kann der Patientin gegenüber, die in diesem Fall schon entlassen war, in nachgetragenem Verständnis einräumen, dass sie ein »außergewöhnlicher Fall« sei. Das hätte diese Reha-Klinik nicht alle Tage!

Aber diese Patienten und Patientinnen und die entsprechenden Behandlungsprozesse sind nicht so untypisch. Wir kommen an unsere professionellen Grenzen. Gerade in einer Reha-Klinik herrscht enormer Zeitdruck, vor allem auch Bewertungsdruck: Die Kliniken werden von den entlassenen Patienten bewertet und geratet. Die Kostenträger lesen vielleicht nicht alles, aber die Annahme ist realistisch, dass sie das tun. Bisweilen gibt es entsprechende Rückmeldungen oder auch Beschwerden.

Auch im Team und jetzt in der Balintgruppe sind all die gerade aufgeführten Phantasien und Realitäten präsent. In dem geschilderten Fall wurde eine Lösung auf der administrativen Ebene gefunden, die Patientin »musste« nicht gehen, wurde nicht entlassen. Der Verlauf war sogar einigermaßen zufriedenstellend. Sie bedankte sich in der Abschlussrunde mit dem Oberarzt, will ihm am liebsten um den Hals fallen.

In der Begleitung und Leitung des Parallelprozess in der Balintgruppe kann dann hier die professionelle Selbsterfahrung einsetzen: Das »Größenselbst« des Oberarztes ist nicht zufrieden. Er schämt sich, deshalb bringt er die an sich abgeschlossene Behandlung ein. Er sagt: Ich kann es mir nicht »erklären«, warum ich immer wieder an diesen Fall denken muss.

2.3 Die Balintgroßgruppe – Beispiel für einen Parallelprozess

Durch die Arbeit in der Balintgruppe konnte er professionell selbsterfahren, dass seine Scham zwar durch diese spezifische Arzt-Patient-Beziehung getriggert wurde, aber eben auch in ihm intrapsychisch wohnt, nicht nur in der Patientin.

Diese Beziehungsdilemmata sind prototypisch für Balintgruppenarbeit: Mit Hilfe der Gruppenarbeit, in der auch noch »zufällig« ein anderer junger Oberarzt aus einer Reha-Klinik sitzt, der sich mit dem Fallvorsteller identifizieren kann. Aber auch andere Teilnehmer wollen es ja so dringend »gut« machen, sie wollen dieses Neue (Balint sagte dazu die »Psychologisierung des Arztens«) verstehen und erlernen. Da bricht dann bisweilen ein richtiger Wettstreit in Balintgruppen aus, wer diese spezielle Patientin am besten versteht oder sich durch offen gezeigte Unzufriedenheit abwendet von aller »Psychologisierung«. Um diesen Parallelprozess für die professionelle Selbsterfahrung zu nutzen, bietet sich dieser Fall an.

Dies gelingt jedoch mal mehr, mal weniger. In diesem Fall war vielleicht die narzisstische Auflading durch das Setting der Großgruppe im Rahmen einer Balintstudientagung auch hilfreich. Alle einschließlich der vielen angehende Balintgruppenleiter im Außenkreis und im Innenkreis, Balintgruppenleiter, Co-Leiter und Fallvorsteller wollten es besonders gut machen; ja geradezu wie auf einer Bühne vormachen. Auch der Genderaspekt kommt insofern noch hinzu: Leiter, Co-Leiter und Fallvorsteller waren alle männlich; die gesamte Balintstudientagung war zahlenmäßig eher männlich geprägt.

Noch kurz zum Design der Balinttagungen:
Die meisten Fachgesellschaften treffen sich üblicherweise zu ihren Kongressen auf Jahrestagungen. Die Attraktivität wird gesteigert durch Hauptvorträge zu aktuellen Themen. Das Proprium und Ziel lautet, mindestens einmal jährlich möglichst viele Mitglieder und Interessierte zu erreichen und eventuell durch große Teilnehmerzahlen und gutes Programm im Fach oder sogar in anderen Medien präsent zu sein.

Anders bei der Deutschen Balint Gesellschaft (DBG): Es gibt circa 20 Balintseminare, verteilt über das ganze Land.

Dialog

Heide Otten

Die Tagungen der DBG haben verschiedene Ziele: Erstens sind sie geeignet für die Facharzt-Weiterbildung, in der Balintarbeit Pflicht ist (▶ Kap. 3). Zum Zweiten werden die Tagungen von Kollegen besucht, die mindestens einmal im Jahr den Austausch mit anderen Kollegen suchen, die Balintarbeit in ihrer Weiterbildung als hilfreich erlebt haben und diese Arbeit für sich und ihre Psychohygiene nutzen. Und als drittes werden auf den Tagungen der DBG Leiterseminare und Supervisionsgruppen für Balintgruppenleiter angeboten. Die Supervisionsgruppen dienen dem Austausch von zertifizierten Gruppenleitern über ihre Tätigkeit und möglicherweise Schwierigkeiten als Leiter in ihren Gruppen vor Ort. Die Leiterseminare dienen der Ausbildung von Balintgruppenleitern. Im Curriculum der DBG ist festgelegt, welche Voraussetzungen gegeben sein müssen, um Balintgruppenleiter zu werden. Hierzu gehört für Ärzte die abgeschlossene Weiterbildung zum Psychotherapeuten als Psychiater oder Facharzt der somatischen Fächer. Für Psychologen gilt, dass sie als klinische Psychologen arbeiten. Alle müssen ausreichende Erfahrung als Mitglied einer Balintgruppe haben. In den sechs geforderten Leiterseminaren muss jeder Anwärter unter der Beobachtung des Ausbilders und der übrigen Mitglieder des Leiterseminars selbst Gruppen leiten. Während der Balinttagungen, die zumeist von Freitag bis Sonntag an Wochenenden stattfinden und fünf Doppelstunden Kleingruppenarbeit beinhalten, werden auch die oben beschriebenen Großgruppen angeboten. Hier können alle Teilnehmer den Leiterstil erfahrener Gruppenleiter beobachten.

Die Großgruppe ist immer wieder einmal in die Kritik geraten. Warum?

Die amerikanischen Kollegen sehen die Schweigepflicht in Gefahr. Dies ist nicht ganz von der Hand zu weisen, obwohl alle Tagungsteilnehmern darauf zu Beginn jeweils hingewiesen werden und die Schweigepflicht selbstverständlich auch für nichtärztliche Teilnehmer aus anderen helfenden Berufen gilt.

Andererseits sehen wir die spannenden Effekte dieser Arbeit in der Großgruppe. Wer stellt vor in dieser besonderen Situation, wo nicht nur die Gruppe präsent ist, sondern ein Außenkreis, der manchmal Gelegenheit bekommt, sich zu äußern, manchmal in der Position als stummer Beobachter verharren muss? Der vorstellende Kollege muss sich diesem Publikum anvertrauen. Die Anwesenden bleiben ihm fremd, anders als in der Kleingruppe, in der sich jeder vorstellt. Er muss auf den/die Leiter vertrauen, ihn zu schützen und sein Anliegen zu vertreten.

Von Balint wurde die Großgruppe in einer Notsituation kreiert; er war nach Sils/Maria eingeladen und wollte in einer Gruppe mit zehn Teilnehmern arbeiten, etwa 30 Kollegen waren gekommen. Kurz entschlossen lud er zehn Gruppenmitglieder in einen Innenkreis ein, die übrigen Teilnehmer setzten sich um diese Gruppe herum, bildeten den Außenkreis und beobachteten das Geschehen.

In den Balintstudientagungen – verteilt über ein Jahr an verschiedenen Orten in Deutschland kommen wir auf etwa 20 solcher Tagungen – erfüllt die Großgruppe verschiedene Funktionen. Zu Beginn einer Tagung dient sie der Einführung in die Materie für die neuen Teilnehmer, der Demonstration des Anliegens der Balintarbeit und des Schaffens einer vertrauensvollen, offenen Atmosphäre. Die Teilnehmer begegnen sich hier oft zum ersten Mal. Ich habe nicht selten erlebt, dass in dieser ersten Großgruppe ein Wettbewerb um den spektakulärsten Fall entbrennt.

Dies würde der Hypothese der »narzisstischen Aufladung«, des narzisstischen Gewinns durch die Großgruppensituation entsprechen.

Das Thema »Scham« kann ich in diesen Kontext nur schwer einordnen. Oft geht es in der ersten Großgruppe um Erschütterung, um schwere Patientenschicksale und seltene Diagnosen, mit denen der Referent nicht fertig wird, die ihn verfolgen.

Dies könnte natürlich auch in dem vorgetragenen Fall eine Rolle spielen. Schließlich handelt es sich um eine ehemals 16-Jährige, die ein Bein verloren hat und mit 42 Jahren noch unter den Folgen leidet, damit offenbar allein dasteht, Trauer, Wut, Schmerz und narzisstische Kränkung durch die Behinderung nicht zulässt und noch nicht verarbeiten konnte. Bezieht sich die Scham darauf, dass der Kollege diesen

Zugang für die Patientin nicht eröffnen konnte? Sich stattdessen geschmeichelt fühlt von ihrer Übertragungsliebe und seinem Erfolg, das Team zu beruhigen und die Lage soweit zu entschärfen, dass die Patientin ihre Zeit in der Reha-Klinik ableisten konnte?

Hier also spiegelt sich das Geschehen: Der Referent – in der Position der Patientin – verbirgt seine tieferen Gefühle hinter dem Schamaffekt. Die Gruppe – als Repräsentantin des Referenten – schwingt offenbar in der Abwehr mit. Es wird nicht klar, ob in der Phase des Phantasierens um die Patientin die tieferliegenden Emotionen, die bei der Patientin eine Rolle spielen und dem chronischen Schmerz zu Grunde liegen, erörtert wurden. Zu vermuten ist, dass der Fallvorsteller vermieden hat, diese tieferliegenden Gefühle der Patientin mit ihr anzusprechen und zu bearbeiten, so wie die Gruppe es ebenfalls vermeidet.

Auch dies kann ein unbewusstes Motiv sein, eine Arzt-Patient-Beziehung eher in der Großgruppe – insbesondere zu Beginn einer Tagung – als in der intimeren Situation der Kleingruppe darzustellen: die Scheu der Gruppe und des Leiters, intensive, tieferliegende Emotionen zu berühren und die ambivalente Haltung des vorstellenden Kollegen zu bearbeiten, ein Problem aufzudecken, verdrängte Emotionen ans Licht holen zu wollen – oder doch lieber nicht.

Großgruppen bieten für den parallelen Prozess ganz besondere Chancen. Wir haben einen inneren Kreis, der das intime Umfeld des Patienten und des Arztes darstellen kann, möglicherweise in gemeinsamer Abwehr verhaftet bleibt. Der Außenkreis nimmt oft Emotionen auf, die innen verdrängt, abgespalten, nicht bewusstseinsfähig werden. So kommt in unserer Vignette vom Außenkreis der Hinweis auf eine mögliche erotische Übertragung und damit auf die Verführung, narzisstische Bedürfnisse zu erfüllen.

Warum hat der Innenkreis diesen Beziehungsaspekt nicht wahrgenommen? Die Assoziation könnte blockiert worden sein mit der Übertragung des Schamaffektes auf die Innengruppe.

Nicht selten finden wir aggressive Affekte im Innenkreis blockiert. Der Leiter bemerkt Unruhe in der Außengruppe, reagiert und bittet um Kommentare aus dem Außenkreis.

Hier kann ein Schutzmechanismus wirksam sein. Der Innenkreis schützt sich unbewusst gegen die Außengruppe, möchte keine Angriffsfläche bieten. Und gerade dies kann Bemerkungen im Außen provozieren: »die Gruppe beschwichtigt, hat Kreide gefressen, meidet Konfrontation etc.«

Die Großgruppe bietet gruppendynamisch eine interessante Variante der Balintgruppenarbeit.

Dankwart Mattke

Dies ist – nachgetragen und mit Abstand – ein wichtiger Aspekt in den unbewussten Anteilen des Fallvorstellers! Das Anliegen des Referenten, diesen Fall in einer Großgruppe einer Balinttagung
einzubringen, war, wie er dezidiert sagte, zu verstehen, warum er Scham fühlt, wenn ihm dieser Behandlungsprozess »einfällt«, er sich an diese Behandlung zurückerinnert. So wie Scham »überfallen« kann durch plötzliches Rotwerden: Schamröte.

Frau Ottens obige Deutung, dieser unwillkürliche, nicht kontrollierbare Affekt habe sich wohl auf den Innenkreis übertragen, würde einiges klären: Der Innenkreis hat sich sehr abgeschlossen, quasi eingeigelt gegen den Außenkreis. Das ging so weit, dass, als ich als Gruppenleiter den Co-Leiter fragte, ob wir den Außenkreis einmal einbeziehen sollten, dieser brüsk verneinend ablehnte. Der Außenkreis blieb auch ziemlich ruhig, lauschte quasi »gebannt«, beobachtete den Prozess im Innenkreis konzentriert und interessiert.

Meine Hypothese dazu wäre, dass Innen- und Außenkreis wie auch Leiter und Co-Leiter in einer narzisstischen Abwehr gefangen waren. In diesen Großgruppenprozess kamen wir nicht an möglicherweise abgewehrte tieferliegende Emotionen der Patientin heran: Hilflosigkeit, Schmerz, Wut, Traurigkeit. Wir – die beiden *männlichen* Leiter – wollten es möglicherweise auch besonders »gut« machen auf der Bühne der Großgruppe. Das Einmaleins der analytischen Affektlehre, dass Scham und Schuld als Sekundäraffekte tieferliegende Affektbereiche abwehren können, wurde von uns nicht abgerufen.

2 Unverzichtbares Hintergrundwissen

Heide Otten

Das lenkt den Fokus auf die Leiter und eröffnet die Möglichkeit, sich über ihre wichtige Funktion auszutauschen, gerade auch im Unterschied zum Supervisor. Die Balintgruppenleiter kennen aus ihrer Ausbildungssituation eine besondere Form der Großgruppe. Die Gruppenleitung findet hier statt unter dem aufmerksamen, kritischen Blick eines Moderators – eines erfahrenen, zur Ausbildung berechtigten Balintgruppenleiters – und von mehreren Beobachtern, die ebenfalls das Leiterzertifikat anstreben. Gedacht ist an eine Situation, die dem zukünftigen Leiter in der Nachbesprechung wichtige Anregungen und eine Analyse seines Leiterverhaltens bietet, möglichst in einer förderlichen Atmosphäre. Aber natürlich sind Konkurrenzgefühle, Anspannung und Ehrgeiz auch im Spiel. Möglicherweise fühlen sich die Leiter der Großgruppe bei Tagungen in diese Ausbildungssituation zurückversetzt. Sie werden ja auch kritisch beobachtet auf dieser Bühne. Das Feedback hierzu bekommen sie meist in den Leiterbesprechungen.

Der Balintgruppenleiter soll – so Balint – nicht das schlaueste Gruppenmitglied sein. Mit seinen Interventionen soll er den Gruppenprozess fördern und nicht behindern. Er ist für die Sicherheit insbesondere des Referenten, aber auch jedes einzelnen Gruppenmitglieds verantwortlich. In Balintkleingruppen wäre er zusätzlich zuständig für die Beobachtungen, die in der Großgruppe der Außenkreis einbringt. Er soll zwischen emotionaler Teilnahme und Metaebene oszillieren. Während der Gruppenarbeit muss er sich Zeit nehmen, um den Prozess zu beobachten und gegebenenfalls zu kommentieren.

Der Supervisor in den in Kapitel 3.3 beschriebenen Feldern hat andere Aufgaben (▶ Kap. 3.3).

Dankwart Mattke

Zwei Bemerkungen sind mir noch wichtig:
Einmal zum Feedback der Großgruppenleitung. Hier findet das Feedback im Staff der Tagung statt, d.h. die Leitungen der Kleingruppen, der Leiterausbildungsgruppen, ggf. der Supervisionsgruppen und die Gesamtleitung der jeweiligen Tagung bilden diesen Staff. Das ist anders

als bei üblichen Tagungen oder Kongressen anderer Fachgesellschaften. Es wird bei den Balinttagungen eine gruppendynamische Reflexion sowohl der Tagung als Ganzes wie der einzelnen Elemente der Tagung praktiziert, ähnlich wie bei Gruppenkongressen und insbesondere bei gruppendynamischen Trainings.

Dann zum Setting der Großgruppe:
Es wird in einem Fish-bowl-Setting gearbeitet. Dieses Setting wird bereits durch die Bestuhlung des Raumes sichtbar gemacht. Es ist ein Innenkreis mit Stühlen so gestellt, dass zehn bis zwölf Teilnehmer sowie Leitung und Co-Leitung Platz nehmen können. Meist sitzen alle Teilnehmer der Tagung zu Beginn in einem großen Außenkreis. Dann geht zunächst die Leitung der Großgruppe in den Innenkreis und lädt ein, an der Kleingruppe teilzunehmen. Hier beginnt dann bereits der Großgruppenprozess, denn es dauert meist einige Minuten, bis sich der Innenkreis füllt. Wenn dies geschehen ist, fragt in der Regel der Großgruppenleiter: »Wer möchte einen Fall vorstellen?« Der weitere Ablauf des Prozesses ist dann zunächst wie in einer »üblichen« Balintgruppe. Wie bereits beschrieben entscheiden der Leiter und/oder der Co- Leiter im Laufe des Großgruppenprozesses dann, wann und wie ausführlich der Außenkreis mit seinen Voten gehört und gesehen wird.

Heide Otten

Dieses hier beschriebene Setting ist typisch für die deutsche Balintarbeit. Im Internationalen Rahmen – vor allem im anglo-amerikanischen Raum – wird die Großgruppe – also der Außenkreis – nicht in den Prozess der Kleingruppenarbeit einbezogen, sondern allenfalls nach Beendigung der Fallarbeit zum Prozess befragt und gehört. In den USA haben wir mit Videoaufzeichnungen gearbeitet, die Großgruppe hat den Gruppenprozess in einem anderen Raum verfolgt. Dies diente der Leiterausbildung; das Leiterverhalten mit Wirkung auf die Gruppe wurde hier diskutiert. In den Internationalen Kongressen zeigt die Großgruppenarbeit vor allem die national unterschiedlichen Auffassungen von Gruppenleitung und führt zu Diskussionen über die Aufgaben von Leitung und Co-Leitung, zum Leiterverhalten und dessen Wirkung auf die Gruppenarbeit.

Für mein Verständnis würde es sich lohnen, die besondere Gruppendynamik einer Großgruppe, die mit eigenen Voten zum Fall in die Gruppenarbeit einbezogen wird, zu beforschen.

Dankwart Mattke

Mir kommt es vor allem auf die Einbindung und Reflexion des Großgruppenprozesses in den Gesamtprozess einer Balinttagung an. Wie dieser dialogische Austausch über die obige Fall-Vignette ergeben hat, ließ sich auf dieser Folie – erst – ansatzweise verstehen, wie die weitgehend unbewusste Dynamik des Prozesses der Gesamttagung den Prozess der Großgruppe möglicherweise beeinflusst hat.

Diese Ansicht habe ich nun sehr vorsichtig formuliert. Wir kommen hier in den Bereich der qualitativen Sozialforschung. Wie komplex, aufwendig und folgenreich (!) dieser Forschungsansatz im klinischen Bereich sein kann, habe ich durch ein Projekt begriffen, das ich in Kapitel 3.3 unseres Buchs beschreibe (▶ Kap. 3.3).

Im Kontext dieses Kapitels haben wir Abgrenzungsfragen zwischen Balintgruppenarbeit, Supervision und Organisationsentwicklung diskutiert. Hier wie dort lautet mein Credo, so weit wie möglich gruppendynamische Reflexionsschleifen in die Balintarbeit einzubinden.

2.4 Balintarbeit im kulturellen Kontext am Beispiel von Balintarbeit in China

Heide Otten

Eine wichtige Aufgabe, die sich die Internationale Balintgesellschaft gestellt hat, ist die Verbreitung der Balintidee weltweit. So sind Balintgruppenleiter international unterwegs und helfen, Gruppen aufzubauen und Gruppenleiter auszubilden. So war ich in Australien, Israel, Rumä-

2.4 Balintarbeit im kulturellen Kontext am Beispiel von Balintarbeit in China

nien, China und Russland tätig, wo jetzt überall nationale Balintgesellschaften aktiv sind. Ein spezielles Engagement war jenes in China.

Balintgruppenarbeit war bereits Teil des ASIA-Link Programms, eines EU-Projektes, das der Vernetzung zwischen der Europäischen Union und asiatischen Ländern in verschiedenen Bereichen – so auch im medizinischen – diente; hier im Rahmen des Projektes: »Postgraduate training in Psychosocial Medicine for medical doctors in China, Vietnam and Laos«. Zwischen 2005 und 2008 nahmen mehrere hundert chinesische Ärztinnen und Ärzte an diesem Training teil. Dieses Trainingsprogramm entspricht in weiten Teilen der Psychosomatischen Grundversorgung in Deutschland und umfasst auch die Teilnahme an Balintgruppen. Schon früh fiel auf, dass die chinesischen Kollegen die Balintarbeit sehr schätzten. Noch während des ASIA-Link Programms und auch danach begannen sie, in ihren Krankenhäusern eigene Balintgruppen durchzuführen.

So wurde Kurt Fritzsche – Facharzt für Innere Medizin, für Psychosomatische Medizin und Psychotherapie und Psychoanalyse, am Universitätsklinikum Freiburg –, der dieses Programm von Anfang an begleitete und mitgestaltete, von der Leiterin des »Department of Psychological Medicine« an der Universität in Peking gebeten, eine Tagung ausschließlich für Balintgruppenarbeit anzubieten. Da ich in der DBG als damalige Geschäftsführerin für die Gestaltung von Balintwochenenden zuständig war, bat er mich um Unterstützung. So initiierten wir 2011 den ersten »Balint Weekend Workshop« nach deutschem Vorbild: drei Großgruppen und fünf Kleingruppen an einem Wochenende von Freitag bis Sonntag. Hinzu fügten wir eine Reihe von einführenden Vorträgen.

Für diese erste Veranstaltung waren 200 Teilnehmer avisiert. Das wäre allerdings eine Überforderung gewesen; wir hätten 20 ausgebildete Balintgruppenleiter hierfür gebraucht. Wir bekamen Unterstützung aus Australien, Israel, in späteren Jahren dann aus Großbritannien und den USA. So konnten wir an der ersten Studientagung in Peking mit 100 Teilnehmern arbeiten.

In den Gruppen saßen jeweils Übersetzer, die selbst Ärzte oder Medizinstudierende waren. Es wurde vom Englischen ins Chinesische übersetzt. Die Übersetzer hatten selbst keine psychotherapeutische Vorerfahrung. So waren manche ihrer Nachfragen auch für die Gruppenteilnehmer hilfreich, die aus den unterschiedlichen Bereichen meist klinischer Arbeit kamen. Als Gruppenleiter beobachtete ich die Referenten und die Teilnehmer, während sie sprachen. Dazu war ja reichlich Gelegenheit durch die Übersetzung. Eine spannende Erfahrung: Oft konnte ich aus Gestik und Mimik schon ahnen, worum es ging, manchmal war die Mimik für mich aber auch undurchdringlich.

Einen besonderen Stellenwert hat in China die Skulpturarbeit bekommen. Kurt Fritzsche hatte hiermit bereits positive Erfahrungen in seiner Arbeit mit dem »Postgraduate Training in Psychosocial Medicine« gemacht. Ich nahm dies gern auf. In der Skulpturarbeit kommen Emotionen zum Ausdruck, ohne dass der Teilnehmer sagen muss »Ich fühle ...«. Er kann dem Gefühl in der Aufstellung Ausdruck verleihen. Das fällt insbesondere den chinesischen Kollegen leichter, als über ihre eigenen Empfindungen zu sprechen. Und so haben wir in der Darstellung bewegte Szenen gesehen mit Tränen und Trost, Aggression und Angst ...

Hier drei Beispiele:

Beispiel 1
Vorgestellt wird ein depressiver 14-jähriger Junge, der in suizidaler Absicht Tabletten gesammelt und eingenommen hatte und notfallmäßig in der Abteilung für »Psychologische Medizin« aufgenommen wurde. Er fühlte sich unfähig, nutzlos und sah keinen Sinn mehr in seinem Leben. Er wurde vor allem vom Großvater erzogen, die Eltern waren sehr beschäftigt und hatten wenig Zeit für ihn. Zudem war die Beziehung zwischen Großvater und Vater sehr spannungsreich. Der Junge war unselbständig: »Er konnte sich nicht allein die Schuhe zubinden.« Die vorstellende Ärztin, die ihn ambulant auch weiter betreut, möchte verstehen, welche Rolle sie hat und wie sie dem Jungen helfen kann.

In der ersten Aufstellung stehen alle Personen weit auseinander; der Patient sitzt mit gesenktem Kopf auf einem Stuhl, schaut niemanden an.

2.4 Balintarbeit im kulturellen Kontext am Beispiel von Balintarbeit in China

Im zweiten Bild sind alle nahe zusammengerückt, sitzen um den Patienten herum, Vater, Mutter und Großvater halten seine Hand. Der Patient fühle sich besser, habe jedoch Angst, dass es nicht so bleiben werde, dass er eines Tages doch allein dastehen werde. Ein »Prinz«, der nicht in die Selbständigkeit hineinwachse, der einerseits verwöhnt und umsorgt, andererseits nicht auf seine Autonomie vorbereitet sei. Es gebe keinen sicheren Halt mehr im Familienverbund, aber auch nicht die Freiheit für ein selbstbestimmtes Leben. Die Ärztin versteht ihre Aufgabe jetzt darin, die Eigenständigkeit des Jungen zu fördern, ihn zu ermutigen.

Beispiel 2
Ein 30-jähriger Patient, groß und kräftig, kommt wegen lang andauerndem Husten in die internistische Ambulanz des Krankenhauses. Die Kollegin untersucht ihn und möchte gern weitere Untersuchungen veranlassen. Der Patient wird wütend, er möchte lediglich Medikamente von ihr, möchte nicht noch länger warten und sei schon eine halbe Stunde im Warteraum. Die Ärztin bekommt Angst vor dem großen, kräftigen jungen Mann. Sie versucht, ruhig auf ihn einzuwirken und erreicht schließlich, dass er die Untersuchungen durchführen lässt. Sie ist empört darüber, dass der Patient sie angeschrien hat – für sie ohne ersichtlichen Grund – und ihr gegenüber keinen Respekt gezeigt hat. Sie ärgert sich, dass sie diese Situation nicht besser handhaben konnte, sondern den ganzen Vormittag davon belastet war und den Ärger und die Aufregung in die nächste Patientenbegegnung mitgenommen hat.

Die Gruppe zeigt Verständnis für ihre Situation und übernimmt ihre Empörung über den Patienten. Allen ist die Arbeitsbelastung in einer solchen Ambulanz sehr präsent. Der Patient müsse das doch auch sehen und für eine gründliche Abklärung dankbar sein.

Durch die Skulptur gelingt es, sich in die Lage des Patienten einzufühlen, der unter vielen Kranken gewartet hat. Vielleicht hat er Ängste über seine Krankheit entwickelt und wollte lieber gar nicht wissen, was Schlimmes dahinterstecken könnte, nur rasch gesund werden und an seinen Arbeitsplatz zurückkehren. Zudem kann er vielleicht das Geld für die zusätzlichen Untersuchungen nicht aufbringen. Die Erwartung, die Ärztin sehe doch gleich, was er brauche, hatte etwas Kindliches. In der Skulptur wirkt der Patient eher ängstlich als aggressiv, eher klein als bedrohlich.

Dieses Erleben entlastete die Ärztin; der Patient kommt ihr nicht mehr bedrohlich vor, sondern hilfsbedürftig und unsicher; ihr Ärger und die Angst vor ihm sind verschwunden.

Beispiel 3
Ein Assistent in Weiterbildung wird in seinem Nachtdienst notfallmäßig zu einem leukämiekranken 14-jährigen Patienten gerufen, dem es sehr schlecht geht. Die Eltern sind bei dem Jungen. Der junge Arzt fühlt sich der Situation nicht gewachsen und holt den Counselor (vergleichbar mit einem Oberarzt bei uns) dazu. Dieser wird sofort vom Vater mit Fragen und Vorwürfen angesprochen. Daraufhin antwortet der Counselor recht kühl: »Es ist die Krankheit, die Ihren Sohn in diesen Zustand gebracht hat, es sind nicht die Ärzte.« Der Vater wird wütend und greift den Arzt tätlich an, bis sich beide auf dem Boden liegend prügeln. Der Assistent steht beschämt, wütend und hilflos daneben. Die Polizei kommt und nimmt die beiden Kämpfenden in Gewahrsam. Dann erst bekommt der Patient die Aufmerksamkeit und die Therapie, die er dringend braucht. Er übersteht die Krise. In der Gruppendiskussion wird deutlich, dass hinter der Wut Gefühle wie Hilflosigkeit, Verzweiflung und sehr viel Traurigkeit bei allen Beteiligten stehen. Der Referent spürt seine eigene Traurigkeit um den todkranken 14-Jährigen jetzt deutlich.

In diesen Geschichten erfahren wir etwas über das Medizinsystem (Patienten müssen Untersuchungen zum Teil selbst bezahlen), über die Gesellschaft (Kinder werden überwiegend von den Großeltern aufgezogen, während die Eltern und ein Großelternpaar den Lebensunterhalt verdienen, um dem Einzelkind eine gute Zukunft zu gewährleisten. Das bringt die Heranwachsenden unter großen Druck) und über die Folgen der Einkindpolitik (alle Hoffnung wird auf das eine Kind gesetzt, in das viel investiert worden ist und das später die Versorgung der Alten übernehmen soll; dieses Kind darf nicht ernsthaft erkranken) in China.

2.4 Balintarbeit im kulturellen Kontext am Beispiel von Balintarbeit in China

Gleichzeitig spüren wir den Druck, unter dem die Ärzte stehen. Die Anforderungen sind groß, die Erwartungen der PatientInnen ebenfalls. Erfüllen die Ärzte diese Anforderungen nicht, kann es gewaltsame Auseinandersetzungen geben. Diese Angst läuft immer mit.

> So berichtet ein Gynäkologe, dass er von einer Patientin aufgefordert wurde, sie während der gesamten Schwangerschaft krank zu schreiben. Als er verneint und ihr erklärt, dass eine Schwangerschaft keine Krankheit sei, wird sie ärgerlich. Zur nächsten Konsultation und Untersuchung bringt sie ihren Ehemann mit. Der kommt mit einer Aktentasche unter dem Arm. Sofort assoziiert der Gynäkologe, dass er ein Messer in der Tasche haben könnte. Als der Ehemann in bedrohlichem Ton die Krankschreibung für seine Frau fordert, gibt der Arzt nach und fühlt sich hinterher ganz elend.
> Die Gruppe hat volles Verständnis für seine Situation: »Soll der Staat doch sehen, wie er das regelt«. Fast alle Gruppenmitglieder kennen vergleichbare Situationen. Und sie haben von Kollegen gehört, die tätlich angegriffen, verletzt oder sogar getötet wurden.

Diese Anteilnahme hilft dem Kollegen sehr. Er ist entlastet, auch wenn er sich im Klaren darüber ist, dass er wieder in eine ähnliche Situation kommen kann. Er hat sich entschieden, sein Leben aus diesen Gründen nicht aufs Spiel zu setzen.

Der Austausch mit Kollegen hat im chinesischen Medizinsystem gar keinen Platz. Wenn selbst ein Psychiater in der Ambulanz am Vormittag bis zu 100 Patienten sehen muss, dann bleibt keine Zeit für Konsile oder auch nur ein Gespräch unter Kollegen. In den Mittagspausen, die pünktlich um 12 Uhr eingeläutet werden, gibt es beim Essen noch Fortbildung, danach ist die stationäre Tätigkeit bis in den Abend hinein ausfüllend.

> So berichtet eine junge Kollegin, die ihre Pflichtzeit in der Psychiatrie für ihre Weiterbildung zur Allgemeinärztin ableistet: Die Sekretärin hatte ihr einen Patienten geschickt, der als gefährlich bekannt war und sogar schon im Gefängnis gesessen hatte wegen Körperverletzung. Er war nun in der Psychiatrischen Ambulanz angebunden

und medikamentös eingestellt. Obwohl Mittagspause war, forderte er seine Medikamente sofort. Die Referentin ging also mit mulmigem Gefühl mit ihm zusammen zur Krankenhausapotheke, um ihm die Medikamente zu besorgen. Unterwegs ging sie an den Zimmern von Kollegen vorbei; die Türen standen offen, aber niemand sah sie an, jeder war beschäftigt. Keiner nahm ihren hilfesuchenden Blick wahr. Auch die Apothekerin ließ sie zunächst mit dem Patienten zusammen warten und beendete erst einmal ein längeres Telefonat. In der Skulptur wurde die Situation der Kollegin fühlbar. Der Patient stand hinter ihr mit erhobener Faust, alle Kollegen waren abgewandt und beschäftigt. Nach der Umstellung hatte der Patient die Faust herunter genommen, die Apothekerin und die Kollegen hatten sich den beiden zugewandt. Der Patient wirkte jetzt eher verunsichert, beide fühlten sich gesehen in ihrer Not. Die Spannung und Bedrohung waren gewichen. Die Gruppe diskutierte nun über die Vereinzelung, die mangelnde Unterstützung und die hohe Belastung.

Balintarbeit wird in China als deutliche Hilfe im Alltag und Unterstützung der eigenen Bedürfnisse der Ärzte, des Pflegepersonals und der anderen medizinischen Berufe wahrgenommen, nicht als lästige Pflicht. Beeindruckend war für mich die Arbeit in der Großgruppe. Die Plätze im Innenkreis wurden gestürmt, und ich wurde bereits vorher angesprochen: »Ich muss unbedingt eine Beziehung vorstellen.« Der Druck, der im System herrscht, wurde direkt in der Balintarbeit spürbar. Im Übergang vom patriarchalen System hin zur Individuation, zur Autonomie des Patienten, zum »shared decision making« mit dem Arzt im Sprechzimmer entstehen erhebliche Spannungen und Verwerfungen.

Dialog

Dankwart Mattke

In vier aufeinander folgenden Jahren (2012 bis 2015) war ich mit im Staff der sog. »foreign experts« bei der »Internationalen Balint Studientagung« in Peking. Aufbau und Ablauf der Tagungen entsprachen den obigen Schilderungen von Frau Otten.

Es war für mich wie vermutlich auch für die Teilnehmer, die öfter teilgenommen haben, zunächst einmal ein Lernprozess! Frau Otten hatte als Präsidentin der IBF ja bereits jahrelange Erfahrung mit der Praxis und Theorie der Vermittlung von Balintarbeit in sehr verschiedenen Sprachen und Kulturen.

Für mein persönliches Resümee habe ich lediglich den Vergleich mit Japan parat: Es heißt, und das ist auch mein Erleben: China mit Japan vergleichen ist wie Deutschland mit Italien. Die Chinesen (möglicherweise ein Klischee), sind »extrovertierter« und zeigen gerne in Mimik, Gestik und Sprachmodus, wie ihnen zumute ist. Das hat für mich die Arbeit in den Balintgruppen in Peking erleichtert.

Nach anfänglichem adäquaten Fremdeln und Beklommensein wurde in den Gruppen gelacht und später auch geweint. Oben beschreibt Frau Otten dies anhand der Erfahrung beim Zusammenkommen der Großgruppen. Obwohl diese Gruppen tatsächlich auf einer Bühne stattfanden, gab es jeweils einen regelrechten Sturm auf die Plätze. Nie habe ich erlebt, wie in Deutschland üblich, dass längere Zeit Plätze frei blieben.

In einigen der Fälle in allen Jahren ging es um Gewalt und Bedrohung (siehe The Lancet, 2010). Es würde zu weit führen, diesen Befund zu sehr zu generalisieren und zu interpretieren. Die Schilderungen hierzu von Frau Otten kann ich bestätigen.

Die Balintmethode genießt als »West Import« ein hohes Ansehen. Wir haben während einer Tagung eine mehr nach TCM arbeitende Pekinger Poliklinik besucht. Mein Eindruck war, dass uns dort Fälle mit einer nach unseren Maßstäben schweren psychischen Symptomatik vorgestellt wurden. Die ausschließliche Methode der Behandlung dort war Akupunktur.

Dazu ein Fallbeispiel:

> Eine Ausbildungskandidatin in klinischer Psychologie behandelt einen an einer schweren depressiven Episode erkrankten Piloten in Ausbildung.
> Es beginnt ein Gruppenprozess, der in vielen Aspekten typisch ist für die Balintarbeit während der Pekinger Tagung. Die Übersetzerin übersetzt. Weder bei der Fallvorstellerin noch in der Gruppe entwickeln sich emotionale Beteiligungen. Schließlich fragt eine ältere Psychiaterin, ob sie die Fallvorstellerin direkt in ihrer Muttersprache ansprechen dürfe.
> Ich fasse den folgenden Interaktionsprozess für diesen Bericht hier sehr verkürzt zusammen:
> Die Psychiaterin sagt der Fallvorstellerin »sehr direkt«, dass der junge Pilot in sie als Therapeutin verliebt sei. Er wolle keine Medikamente, er wolle mit seiner Therapeutin reden, »zusammen sein«, und zwar möglichst oft.
> Nachdem ich die Sequenz einigermaßen verstanden habe und das nicht nur mit Hilfe der Übersetzerin, kann ich als Gruppenleiter wieder übernehmen und weise zunächst an die Gruppe gewandt auf den Parallelprozess hin: Ein junger Pilot in Ausbildung hofft, seine Ausbildung abschließen zu können und seine Akkreditierung bei der staatlichen Airline zu erreichen, wenn er nur oft genug mit seiner »geliebten« Therapeutin zusammen sein kann.
> Die Therapeutin hat ein ähnliches Ziel, sie möchte den Behandlungsfall erfolgreich abschließen, um ihre Ausbildung und berufliche Akkreditierung zu erreichen.

In einer klassischen Balintgruppe wäre der Königsweg, zum Gruppenabschluss zur Fallvorstellerin zurückzukehren und ihr den Fall wieder zu übergeben mit all den Einfällen aus dem Gruppenprozess und der Hypothesenbildung zur Therapeut-Patient-Beziehung. Dies alles soll sie wirken lassen im Vertrauen auf den Prozess, der weiter arbeitet, vor allem auch in seinen unbewussten Anteilen.

In der konkreten Gruppe war dieser Abschluss nicht möglich! Die Fallvorstellerin brach in Tränen aus. Um sie herum bildete sich eine weibliche Gruppe, bestehend aus Peers von Psychologinnen in Ausbildung, die sie tröstete.

Heide Otten

Die Gruppen suchten nach dem »Meister«. Der Gruppenleiter wird als »expert« angesprochen. Hier liegt auf der einen Seite eine große Chance, auf der anderen Seite die Gefahr, die Balint immer wieder angesprochen hat, dass der Gruppenleiter lehren möchte, die apostolische Funktion ausüben möchte, sich als das schlauestes Mitglied der Gruppe gibt.

Dankwart Mattke

Diese Metapher greife ich gerne auf:

Diese auch in unseren heimischen Balintgruppen klassischen Fälle wurde nach meinem Eindruck in unserer Balintarbeit in Peking nochmal aufgeladen durch die West-Import-Gratifizierung, die wir erhielten.

Interessant ist die Frage, ob diese Thematik auch in anderen Regionen dieser Welt eine Rolle spielt, ob dies innerhalb des IBF reflektiert wird und wie deren Funktionsträger und Balintgruppenleiter damit umgehen.

Heide Otten

In der Tat habe ich das gerade in China als ein Problem erlebt. Die Verführung ist groß, wenn auch noch »experts« aus den verschiedenen Stilrichtungen der Balintarbeit ihre Erfahrung und Anschauung weitergeben möchten. Sie lehren ihre Methode und es entsteht zusätzlich eine Konkurrenzsituation unter den Leitern. Die Gefahr, dass es dann nicht mehr darum geht, die Methode der Kultur anzupassen, sondern die eigenen Prinzipien zu verteidigen, ist groß.

Das Fallbeispiel von Herrn Mattke beschreibt eine Gruppe, die nicht in der bei uns gewohnten Struktur mit dem Statement der Referentin abgeschlossen wird, sondern mit Tränen und einer Tröstungsgruppe. Hier wird doch eines unserer Grundanliegen verwirklicht, für die Referentin zu arbeiten, für sie Entlastung zu schaffen und – was ich als wichtiges Thema erlebt und oben schon beschrieben habe: Die Unterstützung durch Kollegen, die im Alltag fehlt, wurde hier wunderbar zum Ausdruck gebracht. Das macht Balintarbeit in China so beliebt und das spielerische Element durch Einbezug der Skulpturarbeit leistet hierzu einen wesentlichen Beitrag.

Das wird durchaus nicht von allen Gruppenleitern so gesehen. So hatten wir Vertreter der »reinen Lehre« in unserer Arbeitsgruppe von »experts«, die z. B. das Push back – also das Herausnehmen des Referenten nach der Fragerunde – nicht zulassen möchten, und schon gar nicht kreative Ergänzungen wie Rollenspiel und Skulpturarbeit. Dabei haben wir gerade in China erlebt, wie hilfreich die Körpersprache ist, die besonders in der Skulptur eine wichtige Rolle spielt. Ich stimme Dankwart Mattke zu, dass die jungen chinesischen Kollegen auch in der Diskussion bereits eine ausgeprägte Mimik und Gestik zeigten, so dass ich bereits vieles erraten konnte, bevor ich die Übersetzung bekam. Ich hatte es anders erwartet, weil mir gesagt wurde, dass wir bei Chinesen am Gesichtsausdruck nichts ablesen könnten. Bei einer älteren Kollegin habe ich tatsächlich die Gefühlsregungen in ihrem »Pokerface« nicht sehen können. Deutlich wurden dann die Emotionen in der Skulptur, sie konnten sowohl in der Körpersprache gesehen als auch in den Interviews und in der nachfolgenden Diskussionsrunde problemlos benannt werden. Die Chinesen arbeiten gern mit dieser Technik. Sie lassen sich auffallend rasch auf die Rollen ein und sind emotional ganz dabei.

Inzwischen haben wir in Peking Leiterseminare abgehalten und so Balintgruppenleiter ausgebildet, die nun ihre Gruppen in verschiedenen Regionen anbieten. Der nächste Schritt ist die Supervision der Balintgruppenleitung, wo wir als Ratgeber fungieren. Dann haben wir noch mehr einen Status des »Meisters«. Wichtig für mich ist dabei, empathisch die Besonderheiten des Landes und der Kultur im Auge zu behalten. Ich lerne in den Seminaren selbst sehr viel, schätze die Flexibilität der Methode, die darunter gewinnt und nicht leidet.

Wir haben Diskussionen darüber geführt in der »task force« der IBF, die gebildet wurde, um die Leiterausbildung international auszurichten. Zunächst haben wir gesammelt, welche Grundlagen in den Mitgliedsländern hierfür vorhanden waren. Dann ging es um einheitliche Richtlinien. Hier gab es intensive kontroverse Diskussionen über Strukturieren und Gewähren in der Leiterausbildung. In vielen Ländern gibt es noch gar kein Curriculum, da ist »learning by doing« das Konzept. Da gibt es interessante Erfahrungen. Wenn wir allen Ländern ein Muster aufoktroyieren, dann schränken wir die Flexibilität der Balintarbeit ein. Das Wichtige ist doch, sich als Leiter immer wieder bewusst zu machen, was meine Haltung und meine Interventionen bewirken und wie ich das Ziel, dem Referenten zu dienen, erreichen kann.

Es ist eine Gratwanderung, aber ich bin den »Meistern«, den Enkeln und Erben Balints, den Hütern der angeblich »reinen Lehre« gegenüber skeptisch. Balint war ein kreativer Geist mit forschender Neugier; er war dagegen, diese Arbeit zu lehren, weil dies gegen den Grundgedanken spricht. Balints Ansatz war ja eine Mischung von Forschung und Ausbildung. Er würde gewisse Anpassungen an Zeit, Kultur und Wandel wohl begrüßen.

Dankwart Mattke

Als »Gruppenexperte«, »Ex-Forscher« und vor allem dilettierender Sozialwissenschaftler bleibe ich skeptisch. Notabene freue ich mich über die rasante globale Entwicklung in der Verbreitung von Balintgruppenarbeit.

Balint selbst hat ja immer wieder sogar explizit betont und geradezu gefordert, dass Balintgruppenleiter Psychoanalytiker sein sollen. Da frage ich mich, ob die Psychoanalyse als eine Erkenntnismethode und -theorie nicht doch auf philosophischen Grundannahmen fußt, die nicht alle kulturellen Gemeinschaften auf der Welt teilen würden.

Freuds radikale Grundforderung war: »Erkenne dich selbst«. Entwicklungen in den klinischen Anwendungen haben die kontextunabhängige Unmöglichkeit dieser Forderung als Paradoxie fruchtbar machen können. Freud selbst hat von der Kränkung für den modernen kulturell westlich geprägten Menschen geschrieben, der nicht (mehr) Herr im eigenen Haus sei.

Für mich übersteigt diese Frage nach der Anpassung der Balintgruppenarbeit an Zeit, Kultur und Wandel den Rahmen dieses Buchs. Wir werden aber in den verschiedenen Kapiteln und unseren Dialogen an einigen Stellen weiterhin fragend dazu einen Weg suchen.

3 Zentrale Themen und Anwendungsgebiete

Im folgenden Kapitel werden die wesentlichen Anwendungsbereiche der Balintgruppenarbeit dargestellt und erläutert. Das Zentrum liegt sowohl traditionell wie auch in der Häufigkeit im Bereich der Medizin; hier haben sich unterschiedliche Anwendungsformen und Stile entwickelt, etwa die Balintgruppe als Teil der Facharztweiterbildung (▶ Kap. 3.1), Balintgruppen für niedergelassene Ärzte und Psychotherapeuten (▶ Kap. 3.2) oder im Klinikbereich (▶ Kap. 3.3). Aber auch außerhalb des medizinischen Bereichs hat die Methode der Balintgruppe reiche Anwendungsmöglichkeiten gefunden, etwa im Bereich der Rechtsberatung (▶ Kap. 3.5), in der Schule (▶ Kap. 3.6) und im Studium (▶ Kap. 3.4). Die Frage bleibt, ob und wie diese analytische Gruppenarbeit und ihre Übertragung auf nichtmedizinische Bereiche wirkt.

3.1 Balintarbeit in der Facharztweiterbildung

Heide Otten

Für die Facharztweiterbildung ist Balintarbeit in den Fächern Allgemeinmedizin, hausärztlicher Internist, Gynäkologie, für alle Psych-Fächer und spezielle Schmerztherapie in Deutschland obligat.

Zum Erwerb der Abrechnungsberechtigung für die Psychosomatische Grundversorgung sind 15 Doppelstunden Balintarbeit abzuleisten. So sieht es heute die Weiterbildungsordnung für Ärzte in Deutschland vor.

1987 wurde die Psychosomatische Grundversorgung in die vertragsärztliche Versorgung eingeführt. Ein wesentlicher Bestandteil dieser Weiterbildung ist die Balintarbeit. Sie dient der Einübung der Reflexion der Arzt-Patient-Beziehung sowie dem Erwerb psychosomatischer Kompetenz. Balint nannte es »die Psychologisierung des Arztens«. Laut der Bundesärztekammer müssen die naturwissenschaftlich-technischen und die psychosozialen Leistungen in einem ausgewogenen Verhältnis stehen.

Es ist seither – sowohl national als auch international – viel darüber diskutiert worden, ob es sinnvoll ist, Balintarbeit zur Pflicht zu machen.

Gegner argumentieren, dass die psychoanalytischen Grundlagen der Balintarbeit wie freies Assoziieren, Phantasieren, Gefühle benennen, spontan und ungefiltert Gedanken äußern, im obligatorischen Setting nicht möglich seien. Es wird beschrieben, dass die Gruppenmitglieder Widerstand leisten, dass die Gruppen negative Emotionen gegen den Gruppenleiter entwickeln und konstruktive Kooperation nur schwer möglich sei.

Befürworter antworten mit ihrer Erfahrung, dass es ein gutes Angebot sei, diese spezielle Möglichkeit der Reflexion der Arzt-Patient-Beziehung anzubieten und den Wert dieses Austausches in der Gruppe zu vermitteln, so dass die Teilnehmer bei Schwierigkeiten im Alltag in ihrer Praxis auf diese Hilfe zurückgreifen können und dies auch tun.

Gemäß dem Curriculum der Bundesärztekammer zur Psychosomatischen Grundversorgung ist die Balintarbeit dazu gedacht, folgende Fertigkeiten zu vermitteln:

- Förderung der Introspektionsfähigkeit beim Arzt
- Erkennen der Bedeutung von Beziehungsproblemen
- Erwerb von Fähigkeiten und Fertigkeiten für die Arbeit an Beziehungen und Gefühlen
- Wahrnehmung und Beobachtung der Interaktion von Arzt und Patient

Dies sind spannende Themen, die das Studium der Medizin nicht bietet. Und Fragen wie »Warum habe ich mit diesem Patienten Schwierigkeiten? Warum geht mir dieser Patient nach? Warum fühle ich mich mit dem Verlauf der Patientenkontakte nicht wohl?« tauchen irgendwann in jedem ärztlichen Alltag auf.

Eine Kollegin, die als Praxisassistentin in einer Allgemeinarztpraxis ein Weiterbildungsjahr zur Allgemeinärztin absolviert, berichtet von einer jungen Patientin, die ihr nachgegangen ist. Die Patientin hat einen Typ 1 Diabetes und kommt mit Bauchschmerzen in die Sprechstunde. Sie lehnt weitergehende Diagnostik ab und möchte lediglich eine Arbeitsunfähigkeitsbescheinigung. Die Ärztin hat das Gefühl, dass die Patientin Schwierigkeiten hat, mit ihrem Diabetes umzugehen und dass sie die Erkrankung verleugnet. Sie macht das Ausstellen der Bescheinigung von weiteren Untersuchungen abhängig, fühlt sich aber nicht wohl dabei. Im Gespräch erfährt sie, dass auch Vater und Bruder der Patientin an Diabetes erkrankt sind und der Patientin von Anfang an zu verstehen gegeben haben: »Stell dich nicht an, Diabetes ist doch nichts Schlimmes.« Ähnlich rational hat auch sie, die Kollegin, gedacht und merkt nun, dass sie die Patientin mit dieser Haltung nicht ernstgenommen hat. Sie kann in der Balintgruppenarbeit den Perspektivwechsel vornehmen und sich in die Patientin hineinversetzen, die sich gegen ihr Schicksal mit all den Einschränkungen und Folgen wehrt, die sie aus dem Leben von Vater und Bruder kennt. Sie hatte wohl gehofft, dieses Schicksal nicht zu erleiden, ist nun aber doch damit konfrontiert. Nach dem Gruppengespräch zeigt die Referentin sich gespannt auf eine weitere Begegnung mit der Patientin, die sie nun in einem anderen Licht sehen kann. Sie ist jetzt bereit, mit ihr offen über die Schwierigkeit zu sprechen, die chronische Krankheit zu akzeptieren.

Wenn im Medizinstudium über Diabetes gesprochen wird, so kommen medizinische Fakten auf den Tisch. Die Erkrankung ist heute gut zu behandeln, Spätfolgen können überwiegend vermieden werden, die Einschränkungen der Lebensweise sind weniger geworden. Wenn wir dann in der Praxis mit Diabetikern arbeiten, werden wir dies im Hinterkopf haben und sie über Ernährung, Insulin und den täglichen Umgang damit informieren. Es bleibt gar nicht die Zeit, sich über den seelischen Umgang damit auszutauschen oder auch nur Gedanken zu machen.

Bei einer 40-jährigen Patientin wird in der Klinik ein Mamma-Ca diagnostiziert. Die Referentin erzählt in der Balintgruppe, dass in der Ärzterunde die schlechte Prognose diskutiert wird. In der Visite hört sie dann den Oberarzt sagen: »Wir machen Sie wieder gesund!« Sie scheut sich daraufhin, ins Zimmer der Patientin zu gehen, mag ihr nicht mehr in die Augen schauen, ist gehemmt. Sie kann diese Lüge nicht mittragen, besonders, als sie die beiden Kinder der Patientin sieht. Müssen sie nicht auf den nahenden Tod der Mutter vorbereitet werden? Die Patientin verstirbt wenige Tage später. Und die Kollegin lässt die Frage nicht los: »War es richtig, ihr die dramatische Situation vorzuenthalten? Oder hätten die Ärzte sie aufklären müssen, damit sie sich hätte verabschieden können?« Die Gruppe diskutiert, wovon wir als Ärzte uns bei einer solchen Entscheidung leiten lassen. Wie würden wir selbst es haben wollen, als Betroffene, als Ehemann, an Stelle der Kinder? Möchten wir aufgeklärt werden über die Situation? Möchten wir so lange wie möglich in Hoffnung gewiegt werden? Hat der Oberarzt möglicherweise erfasst, dass es für die Patientin so am besten war? Oder war es so für ihn selbst am besten? Wollte er dem Gespräch über den nahenden Tod ausweichen?

Eine besondere Erfahrung in der Balintgruppe ist die Tatsache, dass viel Zeit und Ruhe für die Beschäftigung mit einem Patienten da ist, mit einer Begegnung, mit einer Interaktion. Eine weitere wichtige Erfahrung, die im klinischen Alltag oft zu kurz kommt, ist die Aufmerksamkeit, die jeder Referent, jedes Gruppenmitglied mit seinen Gefühlen bekommt, die Wertschätzung, die jeder Äußerung entgegengebracht wird.

Gerade die jungen Kollegen, die am Beginn ihrer praktischen Tätigkeit stehen, machen in der Praxis oft die Erfahrung, von Kollegen eher belehrt als gehört zu werden. Dies ist nicht Tenor der Balintgruppenarbeit. Hier ist jeder Gedanke wichtig, jede Perspektive wertvoll.

Mit unserer Methode des »Push back« – das heißt, der referierende Kollege zieht sich nach seinem Bericht eine Weile aus der Gruppendiskussion zurück, bringt sich dann nicht aktiv in die Gruppenarbeit ein, sondern beobachtet den Gruppenprozess und hört zu – ist eine weitere wichtige Erfahrung verbunden: aktives Zuhören bringt wichtige Erkenntnisse.

Aus der wissenschaftlichen Arbeit von Obliers und Köhle (Obliers, Köhle et al., 1996) wissen wir, dass Ärzte, die ein Jahr lang an einer Balintgruppe teilgenommen haben, anders zuhören, den Patienten mehr zu Wort kommen lassen, mehr offene Fragen stellen und somit Wichtiges vom Patienten erfahren, das für Diagnostik und Therapie genutzt wird.

Die Teilnehmer einer Balintgruppe lernen durch das Verhalten des Gruppenleiters, durch die Atmosphäre in der Gruppe und durch Beispiele anderer Kollegen, aufmerksamer mit Patienten umzugehen und eine ganzheitliche Sichtweise zu entwickeln. Und sie lernen, ihre eigenen Empfindungen – Übertragung und Gegenübertragung – zu erkennen und in der Arbeit mit dem Patienten nutzbar zu machen: »Ich habe das Gefühl, da steckt mehr dahinter, der Patient steckt in einem Konflikt.« – »Das Symptom ist Ausdruck seiner Ambivalenz.« – »Das Kind ist der Symptomträger für das, was in dieser Familie schief läuft.«

Die Mitglieder einer Balintgruppe werden zunehmend introspektionsfähig: »Was sind meine eigenen Anteile an der Beziehungsgestaltung?« Sie erleben Kommunikation und deren Wirkung in der Gruppe. Sie erleben den Umgang mit unangenehmen Gefühlen, schwierigen Situationen und konstruktiven Auseinandersetzungen.

All das zu ermöglichen ist Aufgabe des Gruppenleiters.

Und damit sind wir bei einem wichtigen Punkt. Gerade in der Leitung von Gruppen in der obligatorischen Balintarbeit im Rahmen der Weiterbildung ist die Kompetenz und Erfahrung des Gruppenleiters äußerst wichtig.

Er verfolgt folgende Lerninhalte und Lernziele für die Gruppenmitglieder:

- Erkennen der psychodynamischen, psychosozialen und systemischen Aspekte des Krankheitsgeschehens im Gruppenprozess
- Widerspiegelung der Beziehungsprobleme in der Balintgruppe
- Krankheit und psychosozialer Kontext im Sinne einer Gesamtdiagnose
- Einfühlen in die Situation des Patienten, bewusstes Wahrnehmen und Reflektieren der emotionalen Reaktionen des Gruppenleiters und der Gruppenmitglieder

Die Dynamik in der Gruppe muss ebenso im Auge behalten werden wie der Schutz des Referenten und der einzelnen Gruppenmitglieder. Der parallele Prozess, die Spiegelung der Arzt-Patient-Beziehung im Gruppenprozess sind wesentliche und sehr spannende Phänomene, die der Leiter erkennen und den Teilnehmern nahebringen muss.

Meine Erfahrung ist, dass die Beschäftigung mit diesen Wirkmechanismen auch für nicht psychoanalytisch geschulte, somatisch tätige Kollegen außerordentlich interessant ist. Der Referent, der die Gruppe eine Weile beobachtet, merkt sehr bald, was er mit seiner Darstellung des Patienten ausgelöst hat. 15 Sitzungen bringen bereits ein gutes Verständnis nach anfänglichem Staunen.

Auch Störungen, die sich nicht auf die vorgetragene Beziehung beziehen, muss der Gruppenleiter erkennen und ansprechen. So können Kollegen, die im gleichen Bereich zusammenarbeiten, Probleme aus dem Arbeitsalltag mit in die Gruppe bringen. Es ist wichtig, dies zu klären. Störungen haben Vorrang. Wenn diese die Gruppe allzu intensiv und wiederholt beschäftigen, kann es besser sein, die Kollegen in unterschiedlichen Gruppen weiter teilnehmen zu lassen. Noch besser ist es, dies in einem Gespräch vor Beginn der Gruppenarbeit zu klären.

Wenn Teilnehmer auch zunächst einen gewissen Widerstand gegen diese Pflichtveranstaltung mitbringen mögen, weil sie Zeit und Geld investieren müssen für einen Weiterbildungsteil, der im Studium überhaupt nicht vorkam oder geringgeschätzt wurde, so zeigt uns die Evaluation zum Schluss einer Veranstaltung, dass das Interesse an psychodynamischen Vorgängen gewachsen ist. War der psychosomatische Patient bisher vielfach der »nervige« Problemfall, so wird er jetzt zum interessanten Patienten.

Zur Methodik der Evaluationsbögen
Die Evaluationsbögen wurden von der Balintgesellschaft nach der Vorlage eines Evaluationsbogens von der KV Brandenburg entwickelt. Für die DBG als Träger der Veranstaltung waren die frei formulierten Kritikpunkte und die Wünsche für zukünftige Veranstaltungen wichtig. Die Fragen: »Was haben Sie von der Veranstaltung erwartet?«, »Was nehmen Sie von diesem Kurs mit?« und »Haben Sie Verbesserungsvor-

schläge?« waren für uns relevant. Antworten habe ich im Buch »Professionelle Beziehungen« zusammengefasst. Natürlich haben wir auch auf die Bewertungen geachtet, uns die Aussagen zu den Punkten: Inhalt, Umsetzbarkeit für Ihre Arbeit, Lernklima, Gestaltung und Referentenverhalten angesehen und diese im Leiterteam diskutiert. Eine statistische Auswertung dieser Fragebögen erfolgte nicht. Die KV bekommt die Bögen nicht.

Guido Flatten hat mit seinem abgewandelten Fragebogen statistisch verwertbare Ergebnisse erzielt. Sein Anliegen, eine inhaltliche Aussage über Veränderungen der Teilnehmer durch Balintarbeit und die Faktoren, die dazu führen, treffen zu können, findet sich in der Art der Fragen wieder, z. B. »Führte der Gruppenprozess Teilnehmer dazu, ihre eigenen Anteile an der Patient-Beziehung tiefer zu reflektieren?« oder »Wurde ich durch die Fallbearbeitung emotional entlastet?« Die Auswertungen sind zum jetzigen Zeitpunkt noch nicht abgeschlossen.

Dialog

Dankwart Mattke

Für unseren Dialog zu Fragen der verschiedenen Anwendungen von Balintgruppenarbeit würde ich gerne anmerken:
Die Teilnahme an einigen Sitzungen einer Balintgruppe als Voraussetzung zur Abrechnungsberechtigung von EBM Ziffern ist aus der Sicht der Balint Gesellschaft ein großer Gewinn! Es ist eine direkte Umsetzung der »Psychologisierung des Arztens«, wie Balint es nannte.

In einem erweiterten Kontext wird immer wieder die stärkere Einbindung, Bedeutung, Gewichtung von Gesprächsleistungen in die ärztliche Versorgungspraxis angemahnt. Die Balintfachgesellschaften und Berufsverbände werden zwar in diesem Kontext gehört. Aber es geht hier um eine »qualitative« Dimension, also etwas nicht Messbares, metrisch Nachweisbares. So verhallen leider immer wieder die Appelle.

3 Zentrale Themen und Anwendungsgebiete

Heide Otten

In einem Kurs Psychosomatische Grundversorgung mit zwei Dritteln Erstteilnehmern, die Balintarbeit nicht kannten, fiel mir auf, dass ein hoher Bedarf an der Einübung von Gesprächsführung besteht. Ich nutze in der Balintarbeit Techniken wie Rollenspiel und Skulptur (▶ Kap. 4.1). Die Teilnehmer brachten zum Ausdruck, dass sie sich diese praktischen Übungen und Reflexion von Interaktion viel früher gewünscht hätten. Sie sprachen offen über ihre Unsicherheit, schwierige Themen mit den Patienten anzusprechen, wie das Übermitteln schlechter Nachrichten. Ein Dialog mit dem Patienten führe rasch zu Ratschlägen, Überzeugungsversuchen und Belehrungen von Seiten des Arztes. Hatte der Patient sich geöffnet, um von Lebensumständen, Krisen, Problemen zu berichten, so wurde die Hilflosigkeit des Arztes deutlich, einen solchen Bericht zu strukturieren und zu beenden.

So berichtete ein Orthopäde von einem 85-jährigen Patienten, der seit 2014 wiederholt zusammen mit seiner Ehefrau zur Behandlung gekommen war, diesmal kam er allein mit Halswirbelsäulen-Beschwerden. Nach der Untersuchung und Behandlung fragte der Arzt freundlich »Wie geht es denn Ihrer Frau?« Die Antwort: »Sie ist im Krankenhaus aus dem Bett gefallen und gestorben« schockierte den Kollegen. Nun folgte im Patientengespräch die Geschichte in aller Ausführlichkeit und mit der Erwartung, vom Arzt Zustimmung zu seinem Ärger über die Verhältnisse in dieser Klinik zu bekommen. Auch bei der nächsten Begegnung erzählte der Patient diese Geschichte erneut in aller Ausführlichkeit. Der Orthopäde ließ es über sich ergehen, aber fühlte sich dabei unwohl. Hätte er nicht fragen sollen? War das noch die Aufgabe eines Orthopäden? Wie konnte er dahin zurückfinden, sich wieder auf seine fachärztlichen Aufgaben zu beschränken, ohne den Patienten zurückzuweisen und zu kränken? Dies wurde im Rollenspiel erfolgreich bearbeitet, so dass der Kollege am Schluss der Sitzung sagen konnte, er sei gespannt auf die nächste Begegnung mit dem Patienten und fühle sich der Situation nun eher gewachsen.

Aus Untersuchungen weiß man, dass eine solche Klärung und Anregung nicht nur für den vortragenden Kollegen gewinnbringend ist, sondern dass das Ergebnis sich vervielfältigt. Den Teilnehmern der Gruppe fallen ähnliche Situationen aus ihrem ärztlichen Alltag ein. Und sie erleben eine Veränderung der Situation. Eine theoretische Bearbeitung dieser Frage, ein Vortrag über Interventionsmöglichkeiten, hinterlässt einen blasseren Eindruck.

Was könnten wir messen? Die Zufriedenheit von Arzt und Patient? – Schwer. Den Zeitgewinn oder -verlust bei adäquater Gesprächsführung? – Kaum machbar. Finanzielle Auswirkungen guter Gesprächsführung im Sinne von weniger kostspieligen, unnötigen Untersuchungen und weniger Medikation? Das wäre für die Politik überzeugend.

Dankwart Mattke

Es wurden dazu zwei Arbeiten publiziert (Flatten, 2017a und 2017b).

Es gab immer wieder Bemühungen, die Wirksamkeit der Balintarbeit wissenschaftlich fundiert nachzuweisen. Balint widmete seine Gruppe mit Ärzten in London neben dem Training in psychosomatischer Medizin der Erforschung der »Pharmakologie des Arztens«. »Die Forschung kann also nur vom praktischen Arzt selber durchgeführt werden, und zwar unmittelbar im Rahmen seiner täglichen Sprechstunde, während er ungestört und unbehindert in seiner eigenen Praxis schaltet« (Balint, 1957). Er stellte eine »kleine aber wesentliche Veränderung in der Persönlichkeit des Arztes« durch Balintarbeit fest. Dies ist heute der Fokus unserer Forschung mit dem Ziel, den »Arzt als Medikament« sinnvoll und hilfreich einsetzen zu können. Also was nutzt es dem Patienten, wenn der Arzt diese Veränderung der Persönlichkeit durchgemacht hat? Wie profitiert die Medizin insgesamt davon? Und entlastet es den Arzt, so dass er in seiner Arbeit funktionstüchtiger und wirkungsvoller ist?

Ulrich Rosin und sein Team haben in den 1980er Jahren einen Fragebogen entwickelt und an Balintgruppenleiter in Deutschland verschickt, mit dem die Einstellung von Leitern und ehemaligen Teilnehmern zur Balintgruppenarbeit untersucht werden sollte (Rosin 1989). Es war der Versuch einer empirisch-wissenschaftlichen Bestätigung der Wirksamkeit von Balintgruppen. Es blieb eine subjektive Einschätzung durch ausgewählte Probanden.

Weltweit gibt es bis heute eine Reihe weiterer Versuche, die Wirksamkeit von Balintarbeit wissenschaftlich nachzuweisen, auf eine solide Grundlage zu stellen und damit zu überzeugen. Die »Proceedings« zu den Internationalen Balint Kongressen geben hierzu einen Einblick. Auch diese werden später in diesem Band von uns vorgestellt werden (▶ Kap. 5).

3.2 Balintgruppen für niedergelassene Ärzte und Psychotherapeuten

Heide Otten

Michael Balint begann seine Gruppenarbeit nach dem Zweiten Weltkrieg an der Londoner Tavistock-Klinik mit Allgemeinärzten. Er war als Psychiater angefragt worden, da in der allgemeinmedizinischen Praxis die Zahl der Patienten mit psychosomatischen Erkrankungen durch Kriegstraumatisierung zugenommen hatte. Das Seminar, das Balint anbot, hatte zwei Ziele: »training cum research«. Die Ärzte stellten Patienten vor, mit denen Probleme in Diagnose und Therapie auftauchten. In der Gruppenarbeit wurden psychosomatische Zusammenhänge deutlich, ebenso wurde Verständnis für die Position des Patienten und die des Arztes trainiert. Gleichzeitig ging es Balint darum, mit Hilfe der Praktiker die Bedeutung der Arzt-Patient-Beziehung zu erforschen.

Heute arbeiten wir in der Psychosomatischen Grundversorgung mit niedergelassenen Ärzten mit dem Ziel, die Arzt-Patient-Beziehung als wirksam und bedeutsam zu erkennen und nutzbar zu machen und ebenso die Kenntnis psychosomatischer Zusammenhänge nach Abschluss des Studiums noch einmal zu vertiefen.

Im Weiterbildungs-Curriculum für die Psych-Fächer sind 35 Doppelstunden Balintarbeit heute Pflicht. Während Balint zunächst die Psychiater eher in der Leiterfunktion sah, so haben wir seit langem die Erfahrung gemacht, dass die Beziehung zwischen Psychiater und Patient eine ganz wesentliche Bedeutung für den Erfolg der Behandlung hat (Otten, 2012).

3.3 Balintgruppen in der Klinik

Heide Otten

Die Grundvoraussetzungen für das Gelingen der Arbeit in der Balintgruppe sind eine offene Atmosphäre, Sicherheit und Verschwiegenheit nach außen. Hierfür hat der Balintgruppenleiter zu sorgen, die Mitglieder der Gruppe müssen diese Voraussetzungen mittragen. Sie sind innerhalb einer Klinik nicht leicht einzuhalten. Die Teilnehmer kennen sich aus anderen Zusammenhängen, sie arbeiten zusammen, haben private Berührungspunkte und wissen mehr übereinander. Offenheit und Sicherheit sind dadurch schwerer zu verwirklichen. Umso wichtiger ist ein erfahrener Gruppenleiter, der von außen kommen muss, also keinesfalls dem Klinikpersonal angehören darf. Der Klinikleiter ist als Balintgruppenleiter für seine Ärzte denkbar ungeeignet. Innerhalb der Gruppe darf es keine hierarchischen Unterschiede oder Abhängigkeiten geben. Ein Oberarzt kann also nicht mit den Assistenzärzten in einer Gruppe arbeiten.

Werden diese Grundregeln beachtet, so lässt sich auch in einer Klinik mit Balintgruppen arbeiten.

Diese Balintgruppen sind meist halboffene Gruppen, das heißt, die Teilnehmer leisten ihre Pflichtstunden an Balintarbeit dort ab und machen dann den nächsten Kollegen Platz. So gibt es immer in der Arbeit erfahrene Kollegen und neu hinzukommende, die sich dadurch schnell in den Gruppenablauf und die Grundlagen einfinden.

Balints Forderung »Think fresh« – also freie, unzensierte Assoziationen zuzulassen und Gefühle zu äußern – ist eine Grundlage der Gruppenarbeit. Sollte diese gestört sein, muss der Gruppenleiter darauf reagieren. Störungen haben bekanntlich Vorrang. Geklärt werden muss, ob die Emotionen und die Bemerkungen einzelner Gruppenmitglieder mit dem vorgetragenen Fall zu tun haben oder mit Konflikten, die sich innerhalb der Kollegenschaft in der Klinik abspielen. Letztere müssen offengelegt und besprochen werden. Dann erst kann die Gruppe zur Arbeit an der Arzt-Patient-Beziehung zurückkehren.

Meine ganz persönliche, knapp 30-jährige Erfahrung mit Balintgruppen in psychiatrischen Kliniken ist ausgesprochen positiv. Die Psychiater und Psychotherapeuten in Weiterbildung kommen mit hohem Interesse an psychischen Zusammenhängen. Sie lassen sich rasch auf Reflexionen über die Beziehung ein. Die Arbeit trägt dazu bei, das Verständnis für den psychisch kranken Menschen zu vertiefen. Und innerhalb der Kollegenschaft einer Klinik führt diese Arbeit zum Abbau von Berührungsängsten und Vorurteilen.

3.4 Balintgruppen für Studierende

Heide Otten

Studierenden-Balintgruppen an Universitäten gibt es seit der Arbeit mit Studierenden auf dem Monte Verita in Ascona weltweit. War Balint zunächst skeptisch, ob Studierende geeignet sind, sich über die Beziehung zum Patienten zu äußern, so hat er sich von Boris Luban-Plozza in Mailand, wo dieser mit Studierenden arbeitete, überzeugen lassen.

Studierende äußern sich offen, spontan und unverfälscht von langer Erfahrung mit Frustrationen. Oft übernehmen sie eher die Perspektive

des Patienten. Auch ist der Wunsch nach Selbsterfahrung in diesen Gruppen groß.
Studierende haben ihre ersten Patientenkontakte im Krankenpflegepraktikum vor oder zu Beginn ihres Medizinstudiums. Später dann sind sie in Praktika und Famulaturen mit Patientenschicksalen konfrontiert. In Deutschland gibt es kaum Möglichkeiten, diese oft belastenden Erfahrungen professionell zu besprechen. Studierende bleiben mit belastenden Erlebnissen, mit dem Gefühl von Ohnmacht und Hilflosigkeit allein (Pramataroff-Hamburger, 2013).
In studentischen Balintgruppen können die Studierenden sich austauschen. Unter der Moderation eines erfahrenen Balintgruppen-Leiters wird patientenbezogene Selbsterfahrung sowie die Reflexion zu Rollenkonflikten, zur Abgrenzung und zum Erleben von Tod und Sterben möglich.

In gemischten Gruppen mit bereits tätigen Ärzten ist die Auseinandersetzung mit Routine, mit Zynismus einerseits und dem Burn-out andererseits gegeben. Hier trägt der Studierende oft zu besserem Verständnis der Perspektive des Patienten bei.
Je früher der angehende Arzt lernt, welche Wirkungen und Nebenwirkungen er als »Droge Arzt« auslöst, desto selbstverständlicher wird er diese Überlegungen später in sein ärztliches Handeln einbeziehen – zum Wohle des Patienten und zu seiner eigenen Entlastung.

3.5 Balintarbeit für Anwälte

Dankwart Mattke

Zwei Kasuistiken:

> Dorothea beginnt ihre Fallvorstellung: »Ich weiß nicht warum, dieser Fall hat mich heute auf der Fahrt hierher regelrecht überfallen.«

Sie berichtet von einem Sorgerechtsstreit, in dem der geschiedene Vater sich an sie gewandt habe. Sie habe diesen Fall übernommen, obwohl eine von ihr geachtete Kollegin den Fall abgelehnt habe.

Ich kürze die selbst für einen Familienrechtsfall lange, teilweise recht emotional und bemüht vorgetragene Fallgeschichte:

Das geschiedene Paar hat zwei Kinder, ein älteres Mädchen und einen etwa 8-jährigen Jungen, für die ein gemeinsames Sorgerecht der Eltern besteht. Die Mutter klagt jetzt auf alleiniges Sorgerecht für den Jungen, weil der Vater sich immer wieder störend in die ADHS-Behandlung des Kindes einmische.

Die Gruppenphase in der Balintarbeit verläuft sehr ruhig, es gibt vor allem immer wieder Fragen an mich als Gruppenleiter zu den Chancen und Risiken einer Ritalin-Behandlung bei ADHS. Ich versuche, einige knappe Infos zu geben, ohne zu stark abweisend zu sein. Aber ich bin für mich ungewöhnlich streng leitend und lenke intervenierend darauf hin, dass Dorothea den Fall vermutlich nicht zur medizinischen Aufklärung eingebracht habe.

In einer zweiten Runde werden Dorothea dann einige informatorischen Fragen zum Klienten gestellt. Sie beschreibt einen mittelgroßen, »unscheinbaren« Mann, derzeit arbeitssuchend, aus einem der Balkanstaaten, so genau wisse sie das gar nicht. Nun geht es in der nächste Gruppenrunde viel deutlicher und direkter um Dorotheas Anwältin-Klient-Beziehung.

Plötzlich, gegen Ende der Gruppeneinheit, sagt Claudia: »Jetzt weiß ich, an wen mich der Mann erinnert!« Sie erzählt dann zum ersten Mal in der Gruppe von ihrem ehemaligen Partner, mit dem sie eine heute 24-jährige Tochter hat und von dem sie seit langer Zeit getrennt lebt, von seinen »Depressionen«, seinen Suizidversuchen, seinen nicht wirklich geglückten Arbeitsversuchen.

Die Gruppe teilt mit Dorothea eine tiefe Betroffenheit und Nachdenklichkeit, ähnlich wie in einer Selbsterfahrungsgruppe (SEG), darauf werde ich weiter unten eingehen.

Günther berichtet in der Balintgruppe: »Ich habe da in so einer Hochschule einen Lehrauftrag. Da ist eine Anwaltskollegin, die mir oft geradezu auflauert, vor und nach meinen Seminaren, einmal sogar während eines Seminars reinstürmte.« Es gehe ihr um die Frage, ob sie für die Zeit einer bezahlten Vertretung für eine Leitungsaufgabe an der Hochschule Beträge an die Deutsche Rentenversicherung (DRV) abführen müsse. Rechtlich sei das klar: Sie müsse nicht, weil sie im anwaltlichen Versorgungswerk rentenversichert sei, aber die DRV meine doch. Die Anwaltskollegin habe ihn um rechtliche Beratung und ggf. auch Vertretung gegenüber der DRV gebeten.

Der Fallvorsteller ist Fachanwalt für Sozialrecht und deutet an, dass es ihm nicht um das Rechtsproblem gehe, er wolle vielmehr in der Balintgruppe versuchen zu klären, warum ihn diese Kollegin so aufrege. So habe sie vor kurzem sogar in seiner Kanzlei angerufen, seine Kanzleivorsteherin »von oben herab gemaßregelt«, dass sie keine klaren Auskünfte vom Kollegen bekomme, ihr Ton sei »grob daneben« gewesen.

Es gibt wie üblich viele Nachfragen zu Rechtsproblemen, aber die inzwischen erfahrene Gruppe kommt dann rasch zu Einfällen, Assoziationen, Bildern, Phantasien: Ein deutlicher Ruck geht durch die Gruppe, als eine Anwaltskollegin aus der Gruppe die Bemerkung von Günther »eine nicht sehr attraktive Frau mit einer blondierten Kurzhaarfrisur« zuspitzt mit dem Statement: Günther mag diese Frau nicht! Andere bringen Einfälle von einer Konkurrenzbeziehung, auch hierarchischen Beziehung: Günther, ein Doyen des Sozialrechts in der Stadt, gelinge es nicht, einen »Bagatellfall« des Sozialrechts »sine ira et studio« durchzuziehen, wie man das von ihm gewohnt sei. In dieser Richtung geht es munter weiter und Günther lächelt »patriarchalisch« in sich hinein. Er kann dann sogar einräumen, dass er das ganze Mandat bisher »sehr schlampig« geführt habe, bringt selbst das Beispiel einer bis heute fehlenden Honorarvereinbarung. Der Auslöser für ihn, diesen Fall in die Balintgruppe zu bringen, sei der Anruf der »Mandantin/Kollegin« in seiner Kanzlei gewesen, in dem sie seine Kanzleivorsteherin beschimpfte ob der »schlampigen« Mandatsführung.

Günther sagt: »Wenn es um meine Angestellten geht, bin ich zum Kampf bereit!« Nun fällt Günther ein (nochmal mit etwas Hilfe der Gruppe), dass er sich selbst über seine »Schlamperei« gewundert habe und dass bis heute nicht klargestellt sei, ob es sich nun um einen Mandatsauftrag mit Vollmacht handelt. Jedenfalls wird ihm durch die Arbeit in der Gruppe klar, dass sich beide Seiten offenbar nicht an die üblichen Regeln einer ordentlichen Mandatsführung halten. Wenn die Kollegin ihn beispielsweise nicht um einen Termin in seiner Kanzlei bitte, sondern ihn »zwischen Tür und Angel überfalle«, liege das wohl auch an ihm.

Diese beiden Fälle stammen aus einer Balintgruppe mit derzeit sechs Rechtsanwälten. Die Gruppe traf sich anfangs monatlich für zwei Doppelstunden, jeweils an einem Freitagnachmittag in der Kanzlei eines der teilnehmenden Anwälte.

Über meine langjährige Erfahrung in der Balintarbeit mit Juristen habe ich 2009 im Balint Journal geschrieben (Mattke et al., 2009).

Die Gruppe, über die in der genannten Publikation berichtet wird, traf sich zwei Jahre lang. Sie bestand aus zehn Anwältinnen und Anwälten, ausnahmslos Fachanwälte für Familien- und Erbrecht. Sie beendete ihre Arbeit nach etwas über zwei Jahren, weil einige der teilnehmenden Anwältinnen anmerkten: Wenn wir jetzt weitermachen, wird das eine SEG. Zudem war es einige Male vorgekommen, dass sich Teilnehmer der Gruppe vor Gericht trafen, jeweils als Vertreter gegnerischer Parteien.

In der Gruppe, über die hier und jetzt berichtet wird, sind derzeit drei Familienrechtsanwältinnen, ein Fachanwalt für Arbeitsrecht und je einer für Miet- und Sozialrecht.

In dieser Gruppe arbeitet ein »Rechts-Coach« für den Gruppenleiter mit, um in rechtlichen Fragen Beratung anzubieten, die mangelnde Feldkompetenz auszugleichen und die Anschlussfähigkeit der ärztlich-psychotherapeutischen Gruppenleitung an das Arbeitsgebiet der Teilnehmer zu erhöhen.

Gruppenpraktisch geschieht das, indem ich vor, nach und sehr selten auch in der Gruppenstunde in bisweilen kniffligen Rechtsfragen nachfrage. Der rechtliche Berater für die Gruppenleitung bekommt kein Honorar, erledigt anfallende administrative Aufgaben wie Rechnungsstellung, Einladung zu den Treffen und Fortbildungsbescheinigungen für

Finanzamt und Kammern. Diese Regelung hat sich sehr bewährt (Mattke et al., 2009)!

Ich berichte in dieser Publikation über meine Rundfrage bei Kolleginnen und Kollegen, die mit Anwälten und Richtern Balintgruppen durchgeführt haben. Es waren wenig ermutigende Erfahrungen! U. a. wurde berichtet von »Rechthaberei« und »starren Haltungen«, im psychodynamischen Fachjargon formuliert: Abwehr von Beziehungsarbeit. Allerdings seien Interventionen in dieser Richtung für den Gruppenprozess wirkungslos geblieben, da sie in einem System außerhalb der psychodynamischen Welt sprachlich nicht anschlussfähig seien.

Durch ein gruppendynamisch zu verstehendes Ko-System der Gruppenleitung, bestehend aus einem ärztlich-psychotherapeutischen Leiter mit einem juristisch-anwaltlichen Berater, habe ich bei jetzt 12-jähriger Balintarbeit mit den beschriebenen Gruppen gute Erfahrungen machen können.

Es bleiben zwei Problembereiche, die allerdings auch von anderen Balintgruppen Prozessen bekannt sind, auf die ich jetzt eingehen möchte: Die zweite Balintgruppe mit Anwälten besteht seit zehn Jahren. Es waren anfangs neun Teilnehmer. Ausgeschieden sind nach und nach, wie in einer halboffenen Gruppe üblich, zwei Familienrechtsanwältinnen, ein Anwalt für Verkehrsrecht und einer für Mietrecht. Es kam eine Anwältin für Familienrecht hinzu.

Die o. g. Gruppenzusammensetzung ist jetzt seit drei Jahren stabil. So stabil, dass in der üblichen Review-Sitzung am Jahresende immer wieder auf die guten Ergebnisse hingewiesen wurde und der Gruppenleiter gebeten wurde, weiter zur Verfügung zu stehen. Allerdings wurde die Frequenz der monatlichen Sitzungsfrequenz nach und nach auf zunächst alle zwei Monate und jetzt auf eine vierteljährliche Frequenz »verdünnt«.

Wenn in diese an sich gruppendynamische Rahmensetzung von außen die Gruppe selbst mit ihren Voten einbezogen wurde, resultierte daraus ein Rahmen-Prozess-Konflikt: Dies verstehe ich als eine psychosoziale Kompromissbildung, eine gruppendynamische Konfliktlösung zwischen Weitermachen und Aufhören.

Mein Eindruck ist, dass diese Konflikte fast regelhaft auftreten, wenn eine Gruppe in der Rahmensetzung nicht als geschlossene Gruppe formatiert ist. Deshalb haben sich im ambulanten therapeutischen Bereich die sogenannten halboffenen Gruppenformate fast als Standard durchgesetzt. Im institutionellen Rahmen sind notabene die Regeln der Organisation zu beachten: Die Organisation kann das Gruppenformat eben auch als geschlossene Gruppen festlegen.

Wir haben bereits auf die Bedeutung der organisationalen Rahmenbedingungen für die Prozesse in Balintgruppen hingewiesen. Bei den Subtypen 1, 2 und 3 (▶ Kap. 2.1) sind ähnliche Prozesse zu erwarten wie hier für die beiden Gruppen mit Anwälten illustriert. Jede Gruppe, wie eben auch eine Balintgruppe, kann »ewig« leben, wenn Rahmensetzung und Gruppenprozess dieses Ziel ermöglichen. Der psychosoziale Kompromiss der halboffenen Gruppe ist im therapeutischen Bereich fast zum Standard geworden, weil die Rahmung durch das System der Krankenkassenfinanzierung eine organisationale Vereinbarung zu Frequenz und Dauer der Leistung erfordert.

In meiner ersten Balintgruppe mit Anwälten, in der jetzigen sowie in Balintgruppen überhaupt wird es oft eine Tendenz zu Phasen von Selbsterfahrungsprozessen geben. Das kann sich z. B. darin spiegeln, dass Bereitschaft und Motivation zur Fallarbeit nachlassen.

In den beiden Gruppen mit Anwälten hat sich noch etwas Anderes ergeben: Es wurden und werden zunehmend Fälle die Kanzleiorganisation betreffend eingebracht. Diese Thematik »lauert« zunächst in den Randbereichen, beispielsweise in Pausengesprächen. Wie ist damit in einer Balintgruppe umzugehen?

Die Leitungstechnik, die ich in den beiden Gruppen nach und nach entwickelte, ist die folgende: Zunächst wird die übliche gruppendynamische Bearbeitung eines möglichen Gruppenwiderstands versucht. Wenn diese Bearbeitung den Gruppenprozess nicht nachhaltig beeinflusst, sollte man nach anderen möglichen Problematiken fragen, also direkt nach Thematiken, die nach den »Balintregeln« als nicht »fallwürdig« angesehen werden. Da ich in den Pausengesprächen auch präsent bin, also eine streng gruppenpsychotherapeutische Abstinenz für mich nicht in Anspruch nehme, kann ich als Gruppenleiter Themen ansprechen: z. B. Kanzlei-organisationale Fragen oder interpersonelle Konflikte auf der horizontalen Ebene der Sozietätspartner und auf der hierarchischen Ebene mit den Kanzleisekretariaten.

3.5 Balintarbeit für Anwälte

Der Gruppenleiter bittet dann, das Problem wie ein Fall-Narrativ vorzustellen und die Teilnehmer werden instruiert zu äußern, was ihnen durch Kopf und Herz geht: »Welche Bilder, Körpersensationen, Phantasien, Gefühle, Gedanken kommen herauf, wenn sie dem Referenten zuhören und zuschauen? Bringen Sie sich bitte in die Haltung wie in einer üblichen Balintgruppe.« Meist ereignen sich ja diese »Fälle« in fortgeschrittenen Phasen von Balintgruppenarbeit, wenn entsprechende Arbeitshaltungen bereits eingeübt wurden.

In der ersten Gruppe führte diese Entwicklung allerdings zu Kritik und schließlich zur Beendigung der Gruppenarbeit. Die Gruppenvoten fielen nicht mehrheitlich für eine Fortsetzung der Balintgruppen aus. Da eine organisationale Vereinbarung für eine halboffene Gruppenrahmung nicht abgesprochen worden war, wurde diese Balintgruppe dann beendet.

In der zweiten, hier ausführlich vorgestellten Balintgruppe mit Anwälten kam es zu dem besonderen Ereignis, dass in der Kanzlei, in der die Gruppe zu Gast war, eine erhebliche Umstrukturierung notwendig wurde. Anfangs waren diese Vorgänge wie üblich Inhalt von Pausengesprächen. Durch eine externe Intervention seitens des Balintgruppenleiters wurde empfohlen, einen organisationalen Berater hinzuzuziehen; vielleicht auch, um »unsere« Balintgruppe zu schützen in der Annahme, dass die Inhalte sich in der Balintgruppe selbst nicht bearbeiten lassen würden. Erst als die O.E. mit dem externen Berater keine Lösung im Prozess der Umstrukturierung der Kanzlei zeitigte, wurden die Inhalte dann zu einem »Fall« in »unserer« Balintgruppe.

Die Gruppe geriet über eine Reihe von Sitzungen in eine Zerreißprobe. Sie stand vor der Frage, sich eine andere gastgebende Kanzlei zu suchen oder die Gruppe zu beenden. Während dieses Prozesses kam es zu einer allseits akzeptierten neuen Sozietätsstruktur. Dass auch die gleichzeitige Arbeit in der Balintgruppe diesen Prozess und sein Ergebnis positiv beeinflussten, ist anzunehmen. Aber, wie immer bei prozessorientiertem Arbeiten, kann dies nicht in strikter Monokausalität behauptet werden. Es ist aber anzunehmen, dass Kohäsion und Kohärenz »unserer« Gruppe dadurch gesteigert wurden.

Die sehr dichte Fallarbeit mit Beziehungsklärung, über die oben berichtet wird, hat diese Gruppenwirkfaktoren zur Voraussetzung. Es bleibt die Aufgabe der Gruppenleitung, die Gruppe zukünftig so zu führen, dass existentielle Themen wie in einer SEG nicht zu stark andrängen. Die immer neue Klärung der professionellen Programme der Anwalt-Klient-Beziehungen sollte der Fokus dieser Balintgruppe mit Anwältinnen und Anwälten sein.

Es würde hier gelten, wie im Subtyp 6 beschrieben, dass die Wahrscheinlichkeit, fallbezogene Balintarbeit beizubehalten gerade dann erneut möglich wird, wenn auch ein weiteres Thema, nämlich die Organisation, mit im Raum ist. Die Organisationsform der Kanzlei, ihre Kultur der Zusammenarbeit und Führung beeinflusst den Umgang mit den Klienten. Wie Teilnehmer dieser Balintgruppe dann sehen konnten, ist die Anwalt-Klient-Beziehung in jedem einzelnen Fall auch abhängig von Umgebungsfaktoren wie der Organisationform der jeweiligen Kanzlei. Dass die organisationale Umstrukturierung sich gerade in der gastgebenden Kanzlei ereignete, ist ein sehr spezielles Beispiel.

Günthers Fall ging eine Fallvorstellung voraus, in der er auch Fragen seiner Kanzleiorganisation ansprach. Es kann vermutet werden, dass er mit Adressierung seiner Mitarbeiterinnen darauf Bezug nimmt. Weiterhin ist anzunehmen, dass es bei dieser Wertdeklaration nicht bleiben kann. Voraussichtlich steht eine Klärung weiterer Regeln der Kommunikation und Kanzlei-Strukturfragen an.

Dieses Beispiel kann dann auch illustrieren, wie Balintarbeit in der täglichen Praxis immer wieder Neuland betreten muss. Deshalb ist mir am Schluss dieses Kapitels trotzdem die Frage wichtig, wo Leser in unserer Subtypen-Systematik die vorgestellte Balintgruppe mit Anwälten verorten würden.

Dialog

Heide Otten

Eine sehr interessante und spezielle »Balint«-Erfahrung, anhand derer die Frage nach der Essenz der Balintarbeit noch einmal auftaucht. Wie muss die Gruppe strukturiert sein und welcher Arbeitsprozess ist entscheidend, damit wir dies Balintarbeit nennen können?

Wenn ich mir hierzu noch einmal die Protokolle von Balints ersten Sitzungen mit Allgemeinärzten vor Augen führe und die Einleitung zu seinem Buch »Der Arzt, sein Patient und die Krankheit« lese, dann war Balints Idee: »und wir beschlossen auf der Stelle, eine Pharmakologie der Droge ›Arzt‹ zu entwerfen und dies zum Ziel, vielleicht zum Hauptziel unserer Forschungsarbeit zu machen«(Balint, 1957) – also die Erforschung der Wirkung des Arztes mit seiner Persönlichkeit und seiner Beziehung zum Patienten auf Diagnose und Therapie.

Was können wir daraus für andere Berufsgruppen übernehmen?

Die Wirkung der Persönlichkeit und der Beziehungsgestaltung des Anwalts auf seine Klienten und der Erfassung und Lösung seines Problems könnte hier die Antwort sein.

In den oben beschriebenen Gruppen steht allerdings weniger diese Frage im Raum als der Wunsch, ein eigenes Unbehagen zu klären.

Auch hierzu finden wir bei Balint eine Anregung, wenn er schreibt: »Warum ist trotz ehrlichen Bemühens auf beiden Seiten das Verhältnis zwischen Arzt und Patient oft so unbefriedigend und selbst unglücklich?« (Balint, 1957). Hiermit könnte auch die Anwalt-Klient-Beziehung beschrieben sein, die in der Balintgruppe vorgestellt wird.

So ist Dorothea bemüht um ihren Klienten; sie ist bereit, ihn im Sorgerechtsstreit zu vertreten, fühlt sich jedoch nicht wohl mit ihm. Dieses Gefühl möchte sie klären – das zentrale Anliegen der Balintarbeit. Dann folgt der »Flash«, es fällt Dorothea wie Schuppen von den Augen, der blinde Fleck wird erhellt: Dieser Klient ähnelt einer Person aus ihrem privaten Leben – also ein Übertragungsphänomen.

Bei dieser Erkenntnis hätte die Balintgruppe Schluss gemacht. Weitere Überlegungen, Erinnerungen, Assoziationen bleiben Dorothea überlassen, werden nicht ausgeführt, nicht diskutiert. »Die Museumskiste bleibt zu!« war die Intervention, die Werner Stucke in der Gruppe dazu machte. Wenn nicht, dann beginnt hier eine Selbsterfahrungsgruppe zu arbeiten.

Warum ist es mir wichtig, dies zu benennen?

Es wurde beschrieben, wie sich die Anwaltsgruppen in unterschiedliche Richtungen entwickelt haben: Die einen möchten über ihre Sozietät sprechen, über die Beziehung zu Kollegen, über Kanzleiorganisation, die anderen gehen immer mehr in die Richtung Selbsterfahrung. Und es wurde die Rolle als Gruppenleiter beschrieben, der in den Pausen auch als Coach, als Supervisor und als Mediator tätig ist; und angefügt, dass »diese Entwicklung zu Kritik und schließlich zur Beendigung der Gruppenarbeit führte«. Offenbar ist eine solche Rollenvielfalt eher kontraproduktiv.

Ebenso verwirrend und wenig zielführend erlebe ich Gruppen, die nicht klar definierte Rahmenbedingungen und Ziele haben, also mal Balintgruppen, dann Selbsterfahrungsgruppen, Fallsupervisionsgruppen oder Seminargruppen unter derselben Leitung sind.

Bei Balint stehen all diese Begriffe noch nebeneinander für dasselbe. Heute haben wir klare Abgrenzungen und Definitionen und damit klare Strukturen. Für Balint war seine Arbeit ein Pilotprojekt. Inzwischen lehren uns die Erfahrungen und Beobachtungen, welchen Sinn Strukturen und Regeln ergeben.

Diese Gruppenregeln werden zu Anfang definiert und im Verlaufe der Arbeit respektiert. Oberste Regel: Hier geht es um die Arzt-Patient-Beziehung – bzw. die Anwalt-Klient-Beziehung etc. – und alles, was diese Beziehung beeinflusst, so wie z. B. das Setting; es kann auch ein Konflikt in der Praxis oder der Sozietät sein. Diese Einflüsse werden mit Blick auf unseren Fokus bearbeitet – soweit die Vereinbarung, die ich mit einer Gruppe vor Beginn der Arbeit treffe. Dazu gehört, ganz wichtig, auch die Vertraulichkeit, die Diskretion. Nichts, was in der Gruppe besprochen wird, verlässt den Raum. Damit wird Sicherheit geschaffen. Sicherheit entsteht auch, wenn die Teilnehmer klar wissen: Die Privatsphäre wird respektiert, Selbsterfahrung ist hier nicht das Thema.

Der Leiter bleibt der Wächter und Initiator zur Bearbeitung des Beziehungs-Themas. Seine Interventionen führen immer wieder hierzu zurück. Wie schon beschrieben, ist es die Kunst der Leitung, einen Weg zwischen Strukturieren und Gewähren anzubieten. Wie weit sind Phantasien, Assoziationen und Gedanken wichtig zu den begleitenden Themen? Kann ich diese nutzen, wenn die Beziehung aus dem Blick geraten ist, und eine entsprechende Intervention zum Verständnis des Prozesses einbringen, ohne die Entwicklung zu behindern?

Ein weiterer wichtiger und interessanter Aspekt ist die Erwähnung: »Zudem war es einige Male vorgekommen, dass sich Teilnehmer der Gruppe vor Gericht trafen, jeweils als Vertreter gegnerischer Parteien.« Wegen dieser Tatsache ist es ganz wichtig, dass die Begegnung in der Balintgruppe nicht in eine Selbsterfahrung umgewandelt wird. Intensive Einblicke ins Privatleben und die damit verbundene Psychodynamik erschweren die professionelle Distanz.
Diese Gratwanderung gehen wir auch in den Balintgruppen in Institutionen. Ich habe gute Erfahrung damit gemacht, wenn die Selbsterfahrungsaspekte nur angedeutet, aber nicht bearbeitet werden.

Die Versuchung ist sicher groß, aus dem eigenen psychoanalytischen Wissen heraus mehr für die Anwälte tun zu wollen, sie in intrapsychischer und interpersoneller Dynamik zu schulen. In der juristischen Ausbildung ist dies wohl noch weniger Thema als im Medizinstudium. Und gerade Scheidungsanwälte und Familienanwälte bräuchten so dringend mehr psychologisches Wissen. Dies alles mit der Balintarbeit bewältigen zu wollen führt zu einer Überfrachtung und Überforderung. Dann wäre vielleicht etwas wie die Psychosomatische Grundversorgung mit Vorträgen, Interventionsübungen und Balintarbeit für Juristen sinnvoll.

Ein weiterer interessanter Aspekt ist die »Feldkompetenz«. In England wird z. B. gefordert, dass in der Gruppe mit Hausärzten/General Practitioners (GPs) neben dem Psychiater oder Psychotherapeuten auch ein GP als Gruppenleiter sitzt, der den Alltag dieser Berufsgruppe gut kennt. In der Tat verursacht es nicht selten Schwierigkeiten, wenn psychologische Balintgruppenleiter mit Ärztegruppen arbeiten. Allerdings könnte es sein, dass hiermit auch Vorurteile bedient werden: »Wie soll der mich verstehen? Der hat doch keine Ahnung, wie es in unserem ärztlichen Alltag aussieht.«

In einer Balintgruppe sitzen Experten in jeweils ihrem Beruf, die ihre Erfahrung einbringen. Ist der Leiter als Moderator tätig und offen in seiner Wahrnehmung, dann kann er sich auf diese Kompetenz in der Gruppe verlassen. Dem Referenten werden ja die Gedanken, Phantasien und Assoziationen der Kollegen mitgegeben. Das ist die wichtige Eingabe, um neue Perspektiven zu eröffnen und die blinden Flecken – die Beziehung betreffend – zu erhellen. Der Leiter darf dabei nicht stören. So kann ich mir vorstellen, dass auch ein Balintgruppenleiter aus dem psychoanalytischen Arbeitsbereich die juristischen Balintgruppen ohne »Rechts-Coach« moderieren kann und die rechtlichen Fragen innerhalb der Gruppe geklärt werden können.

In gemischten Arztgruppen kommen häufig Fragen zum anderen Fachgebiet auf, die auch den Facharzt zum sinnvollen Nachdenken und Formulieren bringen. Wir gebrauchen häufig Fachausdrücke ganz unbedacht. Wenn wir sie erklären müssen, bekommen sie eine neue Bedeutung. Für mein Verständnis darf gern auch der Gruppenleiter solche Sachfragen an die Gruppe stellen: »Was meinen Sie mit ...?«, und sich einen Sachverhalt erklären lassen. Das betont noch einmal, dass »er nicht das schlaueste Mitglied in der Runde sein sollte«, wie Balint das formuliert hat, also nicht der Lehrer, der Weisheiten weitergibt oder gar Lösungen parat hat.

Und mit diesem Gedanken können wir als ärztliche oder psychologische Balintgruppenleiter es wagen, auch mit anderen Berufsgruppen Balintarbeit durchzuführen mit der Bescheidenheit und Wachsamkeit des Geburtshelfers, der die Geburt der neuen Einsichten sorgsam unterstützt.

Dankwart Mattke

Da ich über zwei verschiedene Balintgruppen mit Anwälten geschrieben habe, könnte leicht ein Missverständnis entstehen. Daher möchte ich das klarstellen:
Die erste Gruppe beendete ihre Arbeit nach etwas über zwei Jahren (Mattke et al., 2009). Sie war in ihrer Rahmensetzung eine »geschlossene Gruppe«, wurde aber mit dem Argument beendet: »Wir wollen keine Selbsterfahrung. Wenn wir weitermachen würden, würde es unvermeidlich dazu kommen.« Eine gruppenpsychotherapeutische Erwägung war die Vermeidung von »Trennungsschmerz«. Diese Deutung unterblieb jedoch, weil es eben keine Selbsterfahrungsgruppe war.

Hinsichtlich der »professionellen Selbsterfahrung« berichteten die meisten Teilnehmer von mehr Bewusstheit in ihren Anwalt-Klient-Beziehungen. Zudem haben in der Publikation drei Teilnehmer der Gruppe eben dies mit eigenen Worten beschrieben.

Oftmals beschäftigt sich Fachliteratur zur Balintgruppenarbeit vorwiegend mit Klienten aus dem therapeutischen und ärztlichen Bereich. Zum Thema professionelle Beziehungen wollte ich in diesem Buch zwei Gruppen mit Anwälten vorstellen, um zu illustrieren, wie Balintgruppenarbeit auch für andere Berufsgruppen fruchtbar gemacht werden kann.

Die zweite Gruppe wurde rahmensetzend als »halboffene Gruppe« geplant. Das ist gruppendynamisch eine wichtige und für den Gruppenprozess bedeutungsvolle Differenz.

Die Gruppe, aus der das Fallbeispiel von Dorothea stammt, endete mit der sehr persönlichen Reminiszenz von Dorothea (»Flash«). Die Museumskiste blieb zu! Dorothea fragte sich: »Färbt dieser Einfall, diese Reminiszenz, meine Klient-Beziehung in diesem Fall?« Mit dieser Frage von Dorothea und einer ruhigen Betroffenheit auf Seiten der anderen Teilnehmer habe ich die Gruppe beendet.

Nun kommt das »Fallbeispiel Günther«. Dies berührt in meiner Sichtweise den Randbereich von professionellen Beziehungen in Balintgruppen mit Anwälten. Notabene gilt es zu bedenken, dass es zunächst um diese spezielle Gruppe geht. Auch hier könnte ein Missverständnis entstehen, wenn ich Rahmen und Prozess dieser speziellen Gruppe ein Stück weit für Balintgruppen mit Anwälten überhaupt zu generalisieren versuche.

Auch wenn es nur um diese spezielle Gruppe geht, versuche ich, die besonderen Randbereiche von Balintarbeit mit Anwälten zu fokussieren.

Ich würde tatsächlich so weit gehen, wie folgt zu konkludieren: Diese Gruppe hat überlebt und arbeitet weiter an ihren professionellen Beziehungen mit ihren Klienten, weil die Randbereiche der professionellen Beziehungen in den jeweiligen Kanzleien in der Balintgruppe Thema werden »durften«.

Dieses Fallbeispiel wirft allerdings in seiner methodischen Reflexion zwei Fragen auf, die Frau Otten oben aufwirft: der Rollenwechsel des Gruppenleiters, der an Pausengesprächen teilhat sowie die Berücksichtigung von Fragen der Organisationsentwicklung, so wie es im Fall der zweiten Gruppe um Kanzleistrukturen ging. Diese beiden Aspekte lassen sich möglicherweise in die jeweilige Fallarbeit miteinbeziehen. In jedem Fall sollte der jeweilige Gruppenleiter sich stets diese Aspekte bewusst machen, was und wie er gerade die Fallarbeit in der Balintgruppe für sich versteht.

Wir Autoren arbeiten offenbar auf unterschiedliche Art und Weise. Das bringt mich dazu, über meine professionellen Programme in der Leitung von Balintgruppen nachzudenken. Die »Partitur«, nach der ich leite, entsteht immer in der Aktion selbst, mit jeder Gruppe und in jeder Sitzung neu. Meine Haltung allerdings ist in einer sehr robusten Struktur von Balintarbeit verankert. Wenn ich Balints »Ur-Texte« (wie auch seine rapportierten eigenen »Auftritte« und die sich daraus entwickelten Traditionen) einigermaßen verstanden habe, wird es »immer« so ablaufen: Fallpräsentation – informatorische Nachfragen – freie Assoziationen der Teilnehmer in eventuell mehreren Runden – mit der Gruppe zu erarbeitende Identifizierung der Arzt-Patient-Beziehung – ein Schluss-Votum des Fallvorstellers. Der Kern, auf den es hinausläuft, ist die Identifizierung der vorgestellten und in der jeweiligen Gruppe erlebten Beziehung des Fallvorstellers mit seinem Patienten/Klienten, sei er nun Arzt, Anwalt oder ein anderer Dienstleister.

Die »Stucke-Reminiszenz« mit der »Museumskiste«, die zubleibt, führe ich gerne ein Stück weiter. Ich sehe mich in meiner Arbeit mit Balintgruppen nicht im Dienst von Museumsgeschichte, sondern eher als Kurator oder Autor in einer konkreten Gruppe. Die Assoziationen in einer Balintgruppe mit ihren entsprechenden gruppendynamischen Rahmungen sind vielfältig und neigen zu einer manchmal grandiosen Überkomplexität. Meine »Leistung« in der Leitung einer Balintgruppe ist es, Autor zu werden, die Komplexität zu reduzieren, ähnlich einem zeitgenössischen Kurator, der aus der (auch hier oft grandiosen) Überkomplexität zeitgenössischer und tradierten Kunstformen und ihrer Geschichte seine Ausstellung konzipiert. Mir ist bewusst, dass ich mit diesem Beispiel und seinen jeweiligen Aktualisierungsversuchen viel riskiere. Aber dafür ist ja auch unser Dialog für dieses Buch gedacht.

Es ist mir bei diesem Ausflug wichtig, meine Haltung und die robusten Strukturen der Arbeit in Balintgruppen, so wie ich sie gelernt habe, voranzustellen. Eine Pointierung kommt noch hinzu, die ich für meine Person noch mit einem Zusatz versehen habe: Arbeit in Balintgruppen ist für mich zur robustesten Anwendung von Psychoanalyse geworden.

Wenn ich nun anhand der obigen Kasuistiken und weiterer Erfahrungen meine gruppenpraktischen Interventionen und Reflexionen zur Psychoanalyse zusammen sehe, heißt das nicht »Einmal Analytiker, immer und überall Analytiker«. Die Psychoanalyse ist für mich das große Ganze, während die einzelnen Schritte, Werkzeuge und Programme in ihren Eigenheiten gelernt und erfahren werden sollten. Das heißt in unserem Kontext: Gruppendynamische Theorie und Praxis, Wissen zu »sozialen Systemen« und Organisationsentwicklung. Die Supervision erwähne ich nicht separat. Supervision, vor allem in Gruppen, hat sich, wohl auch historisch, aus der Arbeit mit Balintgruppen entwickelt. Technik und Reflexion der Arbeit in Balintgruppen ist für mich das »Ur-Modell« von Supervision (Mattke, 2007). Wir haben in diesem Buch in Kapitel 2.1 dazu einen Entwurf vorgelegt (▶ Kap. 2.1).

Abschließend zurück zu den Kasuistiken: Der Fall von Dorothea und der referierte Umgang damit ist für mich eher ein klassischer »Balintfall«, allerdings in der gruppendynamischen Rahmung einer »halboffenen Gruppe«. Denn Dorothea kam erst später in die Gruppe, die im Zeitraum von zehn Jahren 63 Sitzungen abhielt.

Der Fall von Günther erfordert eine kurze Kontextualisierung: Günther war von Beginn an in der »gemischten Balintgruppe«. Er konnte dann ca. zwei Jahre lang nicht teilnehmen wegen einer schweren, lebensbedrohlichen Erkrankung. Er kam im Prozess der »krisenhaften« Zuspitzungen in der Gruppe zurück. Sein erster Fall berührte eine Thematik der kollegialen Kooperation in seiner Kanzlei. Auch in dem hier referierten Fallbeispiel von Günther geht es ja zunächst um Kooperationsfragen, aber dann schon vielmehr um die Beziehung zu einer Anwaltskollegin. Meine Annahme ist, dass diese Gruppe sich zukünftig mehr mit den Programmen von persönlichen Beziehungen, sei es zu Klienten, sei es zu Kolleginnen und Kollegen, bemühen wird – auch, weil die Offenheit beim Leiter zu Fragen der Kooperation und Kommunikation in den jeweiligen Kanzleistrukturen etabliert ist und zur Matrix dieser Gruppe gehört.

3 Zentrale Themen und Anwendungsgebiete

Heide Otten

Ich sinne der Aussage nach: »Arbeit in Balintgruppen ist für mich zur robustesten Anwendung von Psychoanalyse geworden«. Im Prinzip gefällt mir diese Annahme sehr gut. Ich überlege mir nur, wer dann der Analytiker ist. Im parallelen Prozess nimmt der Gruppenleiter die Emotionen des Arztes in der Arzt-Patient-Beziehung auf. Gleichzeitig ist er Moderator und Hüter der Regeln und Struktur. Als Psychoanalytiker hätte er welche zusätzliche Aufgabe? Er würde den Wunsch des Referenten nach Erkenntnis und Bewusstseinserweiterung aufnehmen. Er hätte eine Hypothese zum Konflikt und zur Psychodynamik, den der Analytiker ja bereits nach den probatorischen Sitzungen schriftlich festlegen muss. Er hört dem Patienten mit frei schwebender Aufmerksamkeit zu, ist offen für neue Einsichten, kann seine Hypothese verändern. Ja, all das trifft auch auf den Gruppenleiter zu. Was hat mich nachdenklich gemacht? Bei dem Gedanken der Gruppe und des Referenten als Patient habe ich mich nicht wohl gefühlt. Und dies vielleicht umso mehr bei einer nichtärztlichen Gruppe. Werden die Rechtsanwälte zu Patienten?

Ich habe auch mit Lehrern Balintgruppenarbeit gemacht. Lehrer sind ein großer Teil meiner Klientel in der Psychotherapie. Wenn ich mir jetzt – durch die obigen Ausführungen nachdenklich geworden – die Arbeit mit diesen Gruppen noch einmal vor Augen führe, so kann ich nicht leugnen, dass das Gefühl von Therapiegruppe ein bisschen mit dabei war.

> Da war die Lehrerin um die 50 Jahre in schlichter, unauffälliger Kleidung, die immer wieder Probleme mit pubertierenden Mädchen hatte, die sich in den Mathematikstunden heimlich unter dem Tisch in ihrem kleinen Spiegel betrachteten, sich an den Haaren zupften oder geschminkt und gepierct zum Unterricht erschienen. Sie stellte eine solche 14-Jährige vor, die sich ihr gegenüber respektlos verhielt und uneingeschränkte Unterstützung von ihrer Mutter erhielt, die sie verteidigte und vieles billigte, was die Lehrerin absolut nicht gut fand.

Sofort kam bei mir der Gedanke auf, wie diese Lehrerin wohl mit 14 Jahren gelebt hatte. War sie unterstützt worden, hat sie sich austoben können in der Pubertät, oder war sie brav, angepasst und strebsam gewesen? War sie verheiratet, hatte sie Kinder? All das wird in der Balintarbeit nicht thematisiert; der Neid wurde es schon. Wir sind natürlich oft sehr nahe an den Gedanken zur Persönlichkeit des Referenten, reflektieren über seine Psychodynamik, in unerfahrenen Gruppen weitgehend allein, in Gruppen mit Kollegen aus den Psych-Fächern eher mit Unterstützung.

Meine Frage ist, ob dies bei der Balintarbeit mit anderen Berufsgruppen einer besonderen Beachtung bedarf. Denken und fühlen wir da eher therapeutisch, wie unser Berufsalltag es uns vorgibt? Müssen wir noch mehr aufpassen, die Grenze zur Therapiegruppe einzuhalten?

Dankwart Mattke

Mit »Anwendung von Psychoanalyse« meine ich *Anwendung*.

Es gibt nach meinem Verständnis zwar auch die Anwendung von Psychoanalyse als Therapieform. Nach unseren aktuellen bundesdeutschen Richtlinien in der GKV-Krankenversorgung gibt es beispielsweise die analytische Psychotherapie und die tiefenpsychologisch fundierte Psychotherapie im Einzel- oder Gruppensetting.

Die »Psychoanalyse« ist keine Heilmethode, sondern eine Erkenntnismethode oder sogar Erkenntnistheorie.

Eine Balintgruppe ist keine Therapiegruppe. Es können durchaus Wünsche, ja Sehnsüchte und Hoffnung auf Heilung geweckt werden. Diese wären dann zu identifizieren und auf entsprechende andere Wege oder Methoden hinzuweisen.

Wir müssten an dieser Stelle eventuell einen längeren Exkurs zur Balintarbeit mit Psychotherapeuten beginnen. Auch ist durchaus zu beobachten, dass in Balintgruppen Ärzte im Prozess ihrer Professionsentwicklung an den Punkt gelangen, dass sie mehr oder ausschließlich psychotherapeutisch arbeiten wollen. Auch hier wäre die Identifizierung solcher Wünsche und Absichten vorrangig mit dem Hinweis auf die entsprechenden Aus-, Fort- und Weiterbildungsrichtlinien verbunden.

Aber, da wir beide lange in der Aus-, Fort- und Weiterbildung unterwegs sind, sind uns beiden notabene viele Fälle von Schnittmengen zwischen all diesen Bereichen bekannt.

»Gute« Fallarbeit in der betreffenden Balintgruppe kann hier helfen oder nach meiner Erfahrung auch »gute« Beratungsarbeit. Nehmen wir einmal an, dass ein Balintgruppenleiter versuchen würde, eine »Problem«-Lösung eher in der Fallarbeit in der Gruppe zu finden? Für mich steht dann ein Programmwechsel an, den ich in Kapitel 3.3 mehr im Detail beschreiben werde (▶ Kap. 3.3). Ich nenne dieses Programm dort: Instruktion.

Heide Otten

Mir wird durch diese Antwort bewusst, wie nahe wir immer wieder an die Selbsterfahrung, an die Therapiegruppe herankommen mit unserer Balintarbeit. Umso wichtiger, dass wir es bewusst tun. Mein Impetus in meinem o. a. Fallbeispiel (Lehrerin) war therapeutisch, nämlich die Referentin möge merken oder erkennen, dass das Problem mit ihrer eigenen Geschichte zu tun hat, dass sie »tiefenpsychologisch nachdenken« möge. Ich war apostolisch unterwegs, wie Balint das nennen würde. Ich wollte überzeugen, meine Einsichten zu ihren Einsichten machen. Was in der Analyse ein langer Prozess ist, sollte hier eine rasche Erkenntnis werden, zumal ich mit dieser Lehrergruppe nur wenige Sitzungen vereinbart hatte. Das könnte auch die Gefahr in der 15 Sitzungen umfassenden PSGV sein, nämlich zu vermitteln, was wir in jahrelanger Auseinandersetzung selbst erfahren und erarbeitet haben. Psychoanalyse – eine Erkenntnismethode, wie Herr Mattke so schön sagt – braucht Zeit. Wir müssen uns wahrscheinlich damit begnügen, ein Interesse daran zu wecken.

3.6 Balintgruppen für Lehrer

Heide Otten

Gruppen mit Lehrern sind ein besonders gutes Beispiel für die Notwendigkeit eines systemischen Ansatzes in der Balintarbeit. Neben der Lehrer-Schüler-Beziehung ist die Eltern-Lehrer-Beziehung ganz wesentlich. Diese ist oft stark beeinflusst von der Stellung des Schulleiters, vielleicht auch anderer Lehrerkollegen. In diesem Geflecht muss die Lehrer-Schüler-Beziehung betrachtet werden.

Eine Lehrerin berichtet über einen 14-jährigen Schüler mit körperlicher Behinderung und einer leichten Intelligenzminderung, der mit Hilfe eines Zivildienstleistenden im Rahmen der Inklusion am Unterricht teilnimmt. Die Mutter des Patienten ist in der Lokalpolitik tätig und engagiert sich sehr für die Inklusion. Der Schüler kann dem Unterricht nur schwer folgen, er ist langsam in seiner Auffassung und setzt Aufgaben nur unzureichend um. Die Lehrerin gibt ihm aus diesem Grund häufig Sonderaufgaben, mit denen er Erfolgserlebnisse hat. Die Mutter ist damit nicht zufrieden, sie meint, die Lehrerin benachteilige ihn. Der Schüler, der zunächst zufrieden wirkte, wird mehr und mehr von der Mutter beeinflusst und verlangt immer mehr Aufmerksamkeit. Die Lehrerin hat 24 weitere Schüler in der Klasse, möchte es für alle gut machen und gerät zunehmend unter Druck. Der Schulleiter zeigt Loyalität eher mit der Mutter, die er auf Grund ihres politischen Engagements nicht verprellen möchte. Der Lehrerin gegenüber äußert er, sie müsse den Jungen besser integrieren. Sie ist verzweifelt.

Die Gruppe zeigt sich verständnisvoll der vortragenden Kollegin gegenüber, ist empört über das Verhalten des Schulleiters und zeigt sich genervt von der Mutter. Der Schüler spielt in der Diskussion zunächst kaum eine Rolle, bis eine Kollegin äußert: »Ich wäre ganz schön sauer auf den Schüler, obwohl das ungerecht ist. Er ist ja eher ein Objekt, über das gestritten wird.« Hiermit löst sie eine Veränderung der Blickrichtung aus. Die Lehrer-Schüler-Beziehung rückt in den Fokus. Eine anfängliche Akzeptanz und das Bemühen von Seiten der Lehrerin ist gewichen und nun ist die Beziehung gestört durch die Einflussnahme von Mutter und Schulleiter. Dort gehört der Ärger eigentlich hin. Plötzlich sieht die Referentin den Schüler eher als Opfer. Sie hat den Ärger auf ihn in diesem Rahmen zugelassen und wahrgenommen, dass dieser dort nicht hingehört. Sie spürt ihre Angst, den Ärger dorthin zu tragen, wo er entstanden ist. In der Balintgruppe wird nicht weiter auf diesen Selbsterfahrungsaspekt eingegangen: ihr Umgang mit Autoritäten. Dies wird sie für sich in einem anderen Kontext klären müssen.

Das ist ein wichtiger Aspekt der Balintgruppe: Die Selbsterfahrung wird angedeutet, Möglichkeiten zur Selbstreflexion werden geboten, aber nicht in der Gruppe diskutiert. Hier könnte auch die Gefahr für den Leiter liegen, eine solche Gruppe in eine therapeutische umzuwandeln und der Referentin damit helfen zu wollen. Die Balintgruppen-Diskussion endet mit dem Aufspüren des blinden Flecks, sie bietet keine Lösungen. Dazu verführt oft die Frage des Referenten: »Was soll ich machen?« Dann kommen praktische Ratschläge und wir verlassen den analytischen Gruppenprozess.

3.7 Balintgruppen in der sozialen Arbeit

Heide Otten

Sozialarbeiter lassen sich in die gemischten Gruppen in Kliniken sehr gut einbinden. Sie haben einen anderen Blick auf den Patienten, sind mit den praktischen Alltagsdingen des Patienten beschäftigt, kümmern sich um Arbeitsplatz, Versicherungen, finanzielle Absicherung etc. Aus dieser Perspektive bieten sie Resonanz für Gefühle wie Verlustangst, Angst vor dem Scheitern und Wünsche nach Versorgung und Verwöhnung. Sie heben den phantasierten intrapsychischen Konflikt oft in einen ganz realen Zusammenhang. So entspringen die Ängste des Flüchtlings, der hier nicht arbeiten darf, keine ausreichende Lebensgrundlage zu haben, der realen Situation, möglicherweise neben seinen bisherigen Lebenserfahrungen. Dem Staatsbürger mit Europäischem Pass könnte sie Wege aufzeigen, seine Situation zu verändern, der Flüchtling ist im Gestrüpp der Regeln und Gesetze gefangen. Hier sind die Erfahrungen eines Sozialarbeiters eine gute Ergänzung in der gemischten Balintgruppe. Ich selbst habe keine Erfahrung mit Gruppen, die nur aus Angehörigen der Sozialen Arbeit bestehen. Möglich wäre, dass dem Gruppenleiter in diesen Gruppen die Aufgabe zufallen würde, den psychoanalytischen Blick einzuführen, so wie es auch bei anderen homogenen Gruppen der Fall ist, die nicht aus Psychotherapeuten oder erfahrenen Mitgliedern bestehen.

3.8 Diskussion: Anwendung der Balintarbeit in der Medizin und darüber hinaus

Heide Otten

Balintarbeit hat sich – wie in diesem Kapitel beschrieben – auf viele professionelle Gruppen ausgeweitet. Als »robusteste Anwendung der Psychoanalyse« ist die Balintarbeit offenbar auch in der Lage, das Bedürfnis nach Verständnis der Beziehungsdynamik außerhalb des Medizinbetriebs zu erfüllen.

Dennoch habe ich einige Bedenken. Als psychoanalytische Methode setzt diese Gruppenarbeit voraus, dass eine gewisse Kenntnis der analytischen Grundbegriffe vorhanden ist. Zumindest der Balintgruppenleiter sollte über diese verfügen. Damit geht die Forderung der DBG einher, dass der Gruppenleiter Psychoanalytiker/Psychotherapeut sein soll. Meine Befürchtung ist, dass er als Gruppenanalytiker leicht geneigt sein wird, Gruppen von Lehrern, Juristen, Pfarrern etc. aus seinem Selbstverständnis heraus eher als therapeutische Gruppen wahrzunehmen. Entsprechend wird er hier eher die therapeutische Haltung einnehmen, wo er eigentlich Moderator sein sollte. Ich habe ein Beispiel hierfür bei den Lehrer-Balintgruppen gegeben. Lässt sich das ganz vermeiden?

Abgesehen davon wollte Balint mit seinen Gruppen mit Allgemeinmedizinern nach dem Zweiten Weltkrieg das psychosomatische Denken fördern. Dieses Ziel fällt für die anderen professionellen Gruppen natürlich fort.

3 Zentrale Themen und Anwendungsgebiete

Dankwart Mattke

Der Balintgruppenleiter sollte nicht das schlaueste Mitglied der Gruppe sein, so formuliert es Balint. Er sollte also in jedem Falle, egal welcher Profession die Mitglieder angehören, auf die Beziehung, auf die Begegnung mit dem Anderen fokussieren. Er nutzt seine psychoanalytische Haltung so nur, um diese Aspekte anzuregen, nicht um zu lehren.

Heide Otten

Also eine abstinente Haltung? Dazu muss ich mir als Leiter in erster Linie darüber klar werden, wie ich zu den Vertretern dieser Berufe stehe, ehe ich mit ihnen arbeite. So sind Lehrer nicht die beliebtesten Patienten in der Psychotherapie. Jeder hat im Laufe seiner Entwicklung Erfahrungen mit Lehrern gemacht, so auch der spätere Balintgruppenleiter. Das gilt möglicherweise auch für andere Berufe wie Anwälte oder Pfarrer. Also zunächst die eigenen Vorurteile und Vorerfahrungen klären? Balint hatte einen Vater, der Allgemeinarzt war. Auch da wird es nicht nur bewusste Prägungen bei Michael Balint gegeben haben. Müssen wir das alles klären? Und wie steht es damit, Gruppenleiter auszubilden, die aus dem jeweiligen Beruf kommen? Bei Pfarrern gibt es bereits Pastoralpsychologen, die Balintarbeit machen. Auch bei den Sozialarbeitern werden Gruppenleiter ausgebildet.

Dankwart Mattke

Balintarbeit in der Medizin ist weit verbreitet: zunächst einmal in der Aus-, Fort- und Weiterbildung, wie in unserem Buch in vielen Kapiteln beschrieben.

Hier soll eher auf Anwendungen eingegangen werden, die wir als eine methodische Diffusität oder inflationären (Miss-)Gebrauch einer sehr robusten und gut etablierten Methodik wie die Balintarbeit verstehen.

In einer Intervisionsgruppe von Balintgruppenleitern stellt eine Kollegin (Fachärztin, zertifizierte Balintgruppenleiterin) eine »Supervisionsgruppe« aus einer psychiatrischen Klinik vor.

3.8 Diskussion: Anwendung der Balintarbeit in der Medizin und darüber hinaus

Das Problem ist die sehr stark wechselnde Teilnahme. Einige kommen immer, andere von Fall zu Fall, so berichtet sie. Wir rätseln zunächst herum, diskutieren Schichtdienste und andere institutionelle Spezifitäten. Dann wird eher beiläufig deutlich, dass die regelmäßig Teilnehmenden vom Chefarzt der Klinik zugesichert bekamen, dass die »Supervisionsgruppe« Ihnen als Baustein »Balintgruppe« im Facharztzeugnis angerechnet wird.
Die vorstellende Kollegin konnte zunächst kein Problem darin sehen. Sie habe sich nur gewundert wegen der wechselnden Teilnahme. Auf Nachfrage konnte sie sich sogar erinnern, dass im Kontraktgespräch diese Möglichkeit erwähnt wurde. Auch im Prozess der Intervisionsgruppe zeigte sie zunächst kein Problembewusstsein. Sie sei ja Fachärztin und nach den Bestimmungen der Deutschen Balint Gesellschaft zertifizierte Balintgruppenleiterin.

Wir haben bereits eine Systematik vorgestellt. Danach würde die Kasuistik der Kollegin in einer Mischung der Anwendung der Balintmethode bestehen.

Notabene handelt es sich bei unserer Systematik nicht um Kategorien, sodass wir davon ausgehen, dass immer entsprechende Mischungen dimensional gesehen vorliegen werden. Es zeigt sich jedoch in dem Fallbeispiel, wie fraglich diese Mischungen werden können.

Die Leiterin der in der Intervisionsgruppe vorgestellten »Balintgruppe« hätte die »vier Wurzeln« (Rappe-Giesecke, 2009) der Balintmethode kennen sollen: Gruppenarbeit, Gruppentherapie und Gruppenselbsterfahrung, Organisationsentwicklung und angewandte Gruppendynamik, Theorie sozialer Systeme. Wir haben in unserem Dialog für alle Einzelaspekte Kasuistiken vorgestellt und in der Systematik berücksichtigt.

Unklarheiten, Diffusitäten und Verwirrungen sind nicht selten anzutreffen, wenn über den Einsatz der Balintmethode in der Medizin berichtet wird.

Heide Otten

Dieses Beispiel verstärkt meine Bedenken. Mir ist die klare Definition von Balintarbeit wichtig. Im Ursprung in der ärztlichen Balintgruppe ging es um die Arzt-Patient-Beziehung. In den anderen Berufen wird es also um die Therapeut-Klient-Beziehung, Lehrer-Schüler-Beziehung, Anwalt-Klient-Beziehung etc. gehen. Ist diese analytische Beziehungsarbeit gewährleistet, so habe ich kein Problem damit, dies Balintgruppe zu nennen, auch für die Anwendung bei nichtärztlichen Berufen.

Andere Gruppen haben daneben genauso ihre Berechtigung, sollten aber auch so benannt werden, also Support-Gruppen, Supervisionsgruppen, Selbsterfahrungsgruppen, IFA (Interaktionelle Fallarbeit)-Gruppen. Für mich bleibt es dabei, dass die Balintarbeit den Fokus auf die Beziehung legt und diese neu beleuchtet, nicht Lösungen zum Ziel hat und keine Ratschläge gibt, sondern »die Umstellung der Einstellung« in der Beziehungsgestaltung provoziert.

Für die oben beschriebene Gruppe wäre für mich also wichtig, welcher Inhalt besprochen wurde.

Wechselnde Teilnahme, also eine halboffene Gruppe, kann eine durchaus gut arbeitende Balintgruppe sein. Es hat sogar Vorteile, wenn einige Mitglieder ausscheiden, die ihre Stundenzahl absolviert haben, und neue Gruppenmitglieder dazukommen. Diese finden sich in den Rhythmus und die Art der Gruppenarbeit rasch ein und können so die z. B. in der ärztlichen Weiterbildung mit 15 Doppelstunden geringe Anzahl verpflichtender Teilnahme optimal nutzen.

In komplett neuen Gruppen ist es oft schwieriger, zur Arbeit mit Assoziationen, Phantasien und Emotionen zu kommen, weil diese Art der Arbeit außerhalb der gewohnten universitären Lern- und Lehrstrukturen liegt. Dies ist insbesondere in der naturwissenschaftlich orientierten Medizin so, aber sicher auch bei den Juristen und den Lehrern, weniger vielleicht bei den Theologen. Bei Gruppen mit Krankenpflegern ist die Bereitschaft, Emotionen zu beschreiben und Phantasien zu äußern, größer. Bei Lehrern ist das Bedürfnis groß, Anleitungen an die Hand zu bekommen: »Wie kann ich es besser machen?« Dieser Versuchung muss der Leiter widerstehen.

3.8 Diskussion: Anwendung der Balintarbeit in der Medizin und darüber hinaus

Bleibt meine Frage: Wie muss der Leiter für Balintgruppen mit nichtärztlichen Teilnehmern ausgebildet werden?

Dankwart Mattke

Ein sehr interessante Frage!

In Kapitel 3.5 habe ich über Balintarbeit mit Rechtsanwälten geschrieben. Es hat sich dort ergeben und dann auch in weiteren Gruppen bewährt, ein Anwalt als »Assistent« mit in die Gruppe zu nehmen. In einer Arbeit (Mattke et al., 2001) wird beschrieben, wie mir abgeraten wurde, mit Rechtsanwälten eine Balintgruppe zu starten: sehr mühsame »Abwehrarbeit«, die Anwalt-Klient-Beziehungen zu fokussieren und zu identifizieren. Fachsimpeleien und Rechthabereien als Abwehr fallspezifisch und gruppendynamisch zu deuten würde auf Unverständnis, gar Ärger hinauslaufen, in psychoanalytischer Sprache auf eine Erhöhung der Abwehrarbeit beim Fallvorsteller und in der Gruppe, verstärkt noch durch gruppendynamische Effekte.

Die Rolle der Assistenz ist folgendermaßen definiert: Zu Beginn wurde einer von einer Anwältin zusammengestellten Gruppe von Familien- und Erbrechtsfachanwälten erklärt, dass die Assistentin (selbst Fachanwältin für Familien- und Erbrecht) keine eigenen Fälle einbringt und kein Teilnahme-Honorar zahlt. Sie war die Gastgeberin des Balintraums und stand dem Balintgruppenleiter vor und nach der Gruppenarbeit zur »Konsultation« zur Verfügung.

Praktisch sah diese »Konsultation« dann so aus, dass die Anwältin mich zu Fragen des speziellen Rechtsgebietes und des Verfahrensrechts »aufklärte« und informierte. Sie war die formale Organisatorin: Sie hatte die Gruppe zusammengestellt, stellte Rechnungen aus und wachte über den Kontrakt hinsichtlich Abwesenheiten, u.ä. In der genannten Arbeit berichten Teilnehmerinnen aus dieser »Pioniergruppe«, wie sie an die Reflexion bzw. Bewusstwerdung ihrer Anwalt-Klient-Beziehung herangeführt wurden und wie sich dann im Prozess der ca. 35 Balintgruppensitzungen ihre »Professionsentwicklung« ereignete.

In unserer Systematik ist dieser Subtyp als dritte Variante beschrieben.

Es wäre vorstellbar, in der Leitung mit anderen »professionshomogenen« Gruppen ähnlich zu verfahren, d. h.: wenn die Leitung von Gruppen mit Lehrern, Sozialarbeitern oder Pfarrern nicht der gleichen Profession angehört, eine Ko-Leitung oder, wie wir es genannt haben, Assistenz-Rolle einzuführen. Hier wäre ein Exkurs zu Ko-Systemen und den entsprechenden Rollenbeschreibungen in der Leitung von Gruppen angebracht. Leider gibt es dazu sehr wenige wissenschaftliche Untersuchungen und Literatur. Für den hier diskutierten Fall der Leitung von Balintgruppen von professionshomogenen Gruppen, wenn die Leitung nicht der gleichen Profession angehört, soll der konkrete Fall von Balintgruppen mit Anwälten genügen, zu dem im Text Fallbeispiele berichtet werden.

4 State of the art – Techniken der Balintarbeit

Psychotherapeutische Techniken haben sich weiterentwickelt. Es gibt heute eine Vielzahl von Methoden neben der Gesprächstherapie – der ursprünglichen »talking cure« von Freud und Breuer –, die dem Patienten den Zugang zu seinem Unbewussten erleichtern.
Einige dieser Techniken können in der Balintgruppenarbeit ebenso hilfreich sein. So wird das Psychodrama, das Rollenspiel, die Imagination sowie die Skulpturarbeit/Aufstellungsarbeit heute in die Balintarbeit einbezogen.
Gruppenleiter müssen mit diesen Techniken vertraut sein, wenn sie sie verwenden. Und die Gruppe muss der Arbeit mit ihnen zustimmen. Dann sind sie eine Bereicherung und lenken den Fokus auf die vielfältigen Einflüsse, die in der zu analysierenden Zweier-Beziehung wirksam sind.

4.1 Skulpturarbeit mit Balintgruppen

Heide Otten

Schon Balint hat sich für die systemische Dimension der Arzt-Patient-Beziehung interessiert. Die Einflüsse, die auf diese Beziehung wirken, sind vielfältig. Der Arzt lebt und agiert in einem System, das ihm nicht alle Freiheiten des Vorgehens und der Entscheidungen lässt. Er ist eingebettet in das Gesundheitssystem, das wiederum politisch beeinflusst wird. Er hat Regeln zu befolgen, die ihm von der Gesellschaft, von den Krankenkassen, von seinem Arbeitgeber und von der Krankenhausverwaltung vorgegeben sind; zudem hat er enge finanzielle Spielräume und Beschränkungen. Und natürlich ist er seinem Gewissen und seinen ethischen Normen verpflichtet. Nicht selten entsteht daraus ein Spannungsfeld, in dem er lebt und arbeitet und das zu Konflikten und emotionalen Reaktionen führt. Mit diesem »Paket« begegnet er dem Patienten.

Der Patient wiederum kommt mit seiner Krankheit. Diese Triade hat Balint in seinem Buchtitel benannt: »Der Arzt, sein Patient und die Krankheit«. Das zeigt, dass er diesen Dritten im Sprechzimmer, nämlich die Krankheit, als wichtigen Wirkfaktor angesehen hat. Die Krankheit hat die Person zum Patienten gemacht. Auch wenn von Weizsäcker formuliert: »ein Mensch in Not, ein Mensch, der hilft«, so sind diese beiden Menschen doch in unterschiedlichen Positionen. Ein Hilfesuchender und ein Helfer. Und auch der Hilfesuchende bringt sein System mit in die Begegnung mit dem Arzt und dessen System. Er lebt in einer Gesellschaft, möglicherweise als Arbeitnehmer, möglicherweise in einer Familie. Die Krankheit verändert seine Position in diesen Systemen. Ist seine Krankheit schwerwiegend, lebensverändernd, chronisch oder lebensbedrohlich, so wird sich dies auch auf seine Position in Gesellschaft und Familie auswirken. Dieses »Paket« bringt der Patient mit in die Konsultation.

In der klassischen Balintarbeit werden auch diese Aspekte mit in die Gruppenarbeit eingehen. Im Bericht des Referenten, der seinen Patienten vorstellt, hören wir bereits von den Einwirkungen und Bedrohungen. In der Diskussion werden sie spürbar. Gruppenmitglieder identifizieren sich möglicherweise mit dem Partner, dem Arbeitgeber, den Kindern, den Eltern, dem Klinikleiter oder dem Kollegen. So entsteht oft in der Diskussion ein komplexes Bild.

Die Skulpturarbeit macht dieses komplexe Bild sichtbar und rückt es in den Fokus.

Die Methode der Skulpturarbeit wurde von der US-amerikanischen Familientherapeutin Virginia Satir (1916 bis 1988) in den 1970er Jahren entwickelt. Thea Schönfelder (1925 bis 2010), die den Lehrstuhl für

4.1 Skulpturarbeit mit Balintgruppen

Kinder- und Jugendpsychiatrie in Hamburg innehatte, hat diese Methode dann in Lübeck auf den Norddeutschen Psychotherapietagen in Seminaren zur Familientherapie eindrucksvoll demonstriert. Dort habe ich die Methode gelernt und dann in die Balintarbeit integriert.

Wir machen uns in dieser Arbeit die Körpersprache zunutze. Gruppenmitglieder repräsentieren die Personen, die in die Problematik der Arzt-Patient-Beziehung involviert sind. Haltung, Blickrichtung und Abstand der Figuren zueinander spielen eine entscheidende Rolle für die emotionale Entwicklung, die sich in den Protagonisten vollzieht.

Die Gruppenarbeit beginnt mit dem Bericht und der Runde für Sachfragen – wie gewöhnlich. Anschließend wird eine Skulptur gestellt. Die Protagonisten aus dem System des Arztes – also z. B. die Krankenhausverwaltung, der Chefarzt, die Krankenkasse, der Kollege – werden von Gruppenmitgliedern dargestellt, ebenso die wichtigen Personen aus dem System des Patienten – die Kinder, der Partner, der Arbeitgeber, die Krankheit. Skulpteur ist der Referent, der seine Geschichte mit einem Patienten vorgestellt hat. Er platziert die Personen sitzend, stehend oder liegend, gibt ihnen den Abstand zueinander, die Körperhaltung und Blickrichtung vor sowie einen Gedanken, der die Person in diesem Moment beschäftigen mag.

So wird vor Augen geführt, welche Einflussfaktoren die Arzt-Patient-Beziehung bestimmen. Daraus resultierende Emotionen werden deutlich spürbar, sowohl für die Protagonisten in der Skulptur als auch für die Betrachter.

Wir – die wir mit der Skulpturtechnik arbeiten – sind uns im Klaren darüber, dass dieses Bild dem Eindruck des Kollegen entspricht und nicht eine objektive Realität darstellt. Aber genau daran arbeiten wir ja in der Balintgruppe: »der Umstellung der Einstellung« – wie Arthur Trenkel es formuliert hat.

Diese Umstellung nehmen wir in der Skulpturarbeit praktisch vor.

Nachdem der Gruppenleiter die Personen in der Skulptur nach ihren Gefühlen und Gedanken sowie nach Wünschen der Veränderung befragt hat, erfolgt eine Umstellung der Skulptur, mit der dem Wunsch eines oder mehrerer Protagonisten entsprochen wird. Der Referent bestimmt, wer etwas verändern darf. Die Protagonisten werden in der neuen Position noch einmal vom Gruppenleiter interviewt. Eine Umstellung der Protagonisten verstärkt den emotionalen Effekt und stößt Gedanken zu neuen Perspektiven an. Der Referent löst die Skulptur anschließend auf, indem er sich bei den Mitspielern für die Übernahme der Rolle bedankt und sie aus dieser entlässt.

Die Gruppe setzt sich dann wieder zusammen und bezieht das Erlebte in ihre Diskussion mit ein. Die Eindrücke aus den Rollen bleiben oft in der Besprechung noch wirksam. Der Kollege, der den Patienten dargestellt hat, spricht vielleicht noch aus dieser Position heraus oder wird als solcher von anderen Gruppenmitgliedern angesprochen. Allerdings ist dieses Phänomen auch in der klassischen Balintarbeit zu beobachten: »Wenn ich mich in den Patienten hineinversetze ...« oder »In der Position des Kollegen ...« Diese Identifikation ist oft hilfreich und befördert den Perspektivwechsel.

Kritiker dieser Methode beklagen die Veränderung der Gruppendynamik durch das Einführen der Skulptur. Die analytische Arbeitsweise der klassischen Balintgruppe mit Phantasien und freien Assoziationen werde unterbrochen. Der parallele Prozess könne sich nicht entwickeln.

Dialog

Dankwart Mattke

Mir ist bekannt, dass innerhalb der großen und stark wachsenden internationalen Balint-Community Kritik in dieser Richtung geäußert wird.

Meine Position dazu ist, dass hier Meinungen und Ansichten im Brustton der Überzeugung ausgetauscht werden. Aber so funktioniert Klinik zunächst einmal weltweit. Klinischer Austausch ist zunächst ein Austausch von Erfahrungen, die hoch subjektiv sein können. Gerade in der psychodynamisch orientierten Gruppenarbeit mit der Balintmethode, auf die wir beide uns hier beziehen, ist diese Subjektivität hilfreich. Auf diese Weise können wir am ehesten ein Stück weit an die unbewussten Anteile in den Arzt-Patient-Beziehungen herankommen.

Die methodische Erweiterung oder gar der Switch vom verbal interaktionellen Austausch in der Gruppe zur Skulpturarbeit in der Gruppe ist für mich eine erlebnisorientierte Erweiterung. Diese wird in der psychodynamisch orientierten Gruppenarbeit durchaus auch sonst angewandt (siehe Strauß & Mattke, 2012).

Eine Kritik könnte für mich an dem Punkt einsetzen, dass wir leider aktuell nur wenige empirisch validierte Studien zur Wirksamkeit von Balintgruppenarbeit haben.

So bleiben die angedeuteten Bedenken und Fragen zur Skulpturarbeit in Balintgruppen Ansichtssache: Eminenzbasiert und nicht evidenzbasiert!

Heide Otten

»Eine erlebnisorientierte Erweiterung« – das gefällt mir gut. Also keine Störung des Prozesses. So erlebe ich es auch in den Gruppen.

Hierzu ein Beispiel: Eine junge Kollegin in Weiterbildung berichtet über einen Patienten, der zusammen mit seinem Bruder in die Ambulanz einer Klinik kam. Der Patient hat schwerwiegende neurologische Ausfälle, er wurde im Rollstuhl hereingefahren. Die Referentin war sich nicht sicher, inwieweit er sich selbst sprachlich äußern konnte, da der Bruder alle Fragen beantwortete, bevor der Patient die Gelegenheit bekam. Der Bruder hatte trüben Harn bei dem katheterisierten Patienten bemerkt und forderte sofort vehement ein Antibiotikum. In der Akte war bereits vermerkt, dass Antibiotika zu häufig eingesetzt worden wären und lediglich bei Zeichen einer Infektion wie Fieber gegeben werden sollten. Der Bruder war den Erläuterungen der Referentin nicht zugänglich. Sie entfernte sich daraufhin mit einer Entschuldigung aus dem engen Sprechzimmer, um telefonisch Rat bei einem erfahrenen Kollegen zu suchen. Der konnte sie beruhigen und unterstützte ihre Entscheidung, weitere Untersuchungen abzuwarten und aktuell kein Antibiotikum zu verordnen.

Sie teilte dies dem Bruder mit, der aufgebracht reagierte. Diese Situation verfolgte sie weiter mit dem Zweifel, ob sie professionell gehandelt habe.

Nach Bericht und Fragerunde wurde eine Skulptur gestellt. In der Aufstellung waren die Enge des Raumes und die Bedrängnis deutlich zu spüren. Überraschend waren die Emotionen des Bruders, der sich in seiner Rolle nicht überlegen und fordernd, sondern ängstlich, selbst bedrängt und verzweifelt fühlte. In der Skulptur war er der einzige, der stand und sich dicht über den Schreibtisch zu der Ärztin beugte, mit dem Zeigefinger auf ihren Akten.

Als sich nach der Umstellung der Skulptur alle Beteiligten sitzend auf einer Höhe befanden und der Patient – nicht mehr vom Bruder verdeckt – mehr ins Blickfeld rückte, war bereits Entspannung zu spüren.

In der nachfolgenden Reflexionsrunde ging es zunächst um den Bruder, seine als aggressiv und fordernd erlebte Art und seine dann geäußerte Sorge und Verzweiflung. Die Gruppenleiterin ließ dieser Dynamik eine Weile Raum, machte dann darauf aufmerksam, dass die vorstellende Kollegin ganz aus dem Fokus geraten war. Auch der Patient und sein Leiden, sein Anliegen hatten bis dahin keine Rolle gespielt. Die Referentin war dankbar für diese Intervention. Sie hatte zugehört und sich immer mehr an den Rand gedrängt gefühlt. Ging es hier überhaupt um sie?

Und so mag es dem Patienten ergangen sein. In der Konsultation stand der Bruder mit seinen Sorgen und Lösungsversuchen im Mittelpunkt. Der Patient blieb stumm, er hatte keine Chance, sich zu äußern.

Dieser parallele Prozess eröffnete der Kollegin neue Perspektiven. Er wurde durchaus durch die Skulptur mit ihrer Gefühlsintensität unterstützt.

Eine weitere Technik unterstützte den parallelen Prozess hier, und das ist die »Push back«-Technik. Die Referentin durfte zunächst der Arbeit der Gruppe nach der Aufstellung beiwohnen, ohne sich selbst zu äußern. Sie hatte natürlich eigene Eindrücke aus der Skulpturarbeit mitgenommen. In der stummen Rolle war sie dem Erleben des Patienten nahegekommen und konnte dieses emotionale Erlebnis zum Verständnis der Situation des Patienten nutzen. Er rückte so in den Fokus ihrer Aufmerksamkeit. Sie konnte nun akzeptieren, dass sie mit der Verweigerung des Antibiotikums durchaus gut für ihn gesorgt hatte, indem sie sich gegen den Bruder durchsetzte.

Und so funktioniert der parallele Prozess. Der Referent ist in der Position des Patienten. Die Gruppe reflektiert die unterschiedlichen Emotionen im System. Der Leiter ist in der Position des Referenten mit unterschiedlichen Möglichkeiten: Zunächst hat er den Prozess laufen lassen – parallel zu der Erfahrung, die berichtet wurde –, den Patienten (Referenten) in der Gruppe nicht zur Sprache gebracht, ihn sozusagen alleingelassen, unbeachtet. Als er die Gruppe auf diese Situation aufmerksam machte, hat er den Patienten (die Referentin) aus dieser Situation befreit, hat ihm (ihr) Beachtung geschenkt und eine neue Position in der Arzt-Patient-Beziehung ermöglicht: Die Aufmerksamkeit wurde vom Bruder auf den Patienten gelenkt.

Dankwart Mattke

Du antwortest meinen Einwänden mit einem Fallbericht aus einer Balintgruppe, in der die Methode »Skulpturarbeit« angewandt wurde. Damit verlässt Du die Argumentation, die ich aufgegriffen habe: Es gibt zu wenig Prozess-Ergebnis-Forschung zu Balintgruppen überhaupt und insbesondere zu der Frage, die uns in diesem Kapitel beschäftigt: Ist die Methode der »Skulpturarbeit« eine zusätzliche oder integrierbare methodische Erweiterung für Balintgruppen? Wir müssten dann auch noch fragen, wie der referierte Prozess der Einzelkasuistik ohne die methodische Erweiterung verlaufen wäre. Diese empirischen Daten haben wir nicht! Sie wären ohnehin nur in einer größeren Stichprobe zu erheben.

Ich möchte deshalb vorschlagen, auf die zwischenzeitlich ebenso etablierte Methodik der qualitativen Einzelfall-Studien zu rekurrieren. Ich selbst habe in einem Projekt die Methode der »objektiven Hermeneutik« in der Behandlung einer psychosomatisch erkrankten Patientin kennengelernt, die in einer Team-Supervisionsgruppe vorgestellt wurde. Die Kontextbedingungen waren ähnlich wie in einer Balintgruppe (Barde & Mattke, 1993).

Es ist mir klar, dass wir im Rahmen dieses Dialoges nicht dieses mögliche methodische Vorgehen auf unseren speziellen Fall anwenden können. Aber das wäre ein Weg.

Heide Otten

Leider ist es so, dass wir bisher keine Forschung zum Vergleich der Wirksamkeit von Balintgruppen mit und ohne Skulptur haben. Subjektive Erfahrungen von Balintgruppenleitern, die beides anwenden, besagen, dass das Ergebnis für den Referenten, dessen Beziehungsproblematik wir bearbeiten, gleich ist. Die Einsichten, die er gewinnen kann, die Bewusstseinserweiterung, ist bei allen Methoden gegeben. Ich würde aus meiner Beobachtung heraus allerdings sagen, dass die Emotionen intensiver sind, dass die Bilder stärker im Gedächtnis bleiben, dass sie bei Wiederbegegnung mit dem Patienten abrufbar sind. Außerdem gibt es die schon beschriebenen »side effects«, d. h. die Protagonisten, die Rollen in der Skulptur einnehmen, haben ein ganz eigenes intensives Erleben, das auch in Richtung Selbsterfahrung geht. Ich sehe das als Bereicherung an.

In Kapitel 5 werde ich einige Forschungsergebnisse zusammenstellen, die der Wirksamkeit von Balintarbeit im Allgemeinen auf die Spur kommen (▶ Kap. 5).

4.2 Abgrenzung zu Supervision und Organisationsberatung

Dankwart Mattke

Nur unter bestimmten Rahmenbedingungen lässt sich die Konzentration auf Fallarbeit im engeren Sinne optimal nutzen. Vor allem die mit

4.2 Abgrenzung zu Supervision und Organisationsberatung

der Fallarbeit sich entwickelnden Spiegelungen des Professional-Klient-Systems (Rappe-Giesecke, 2000) in der Balintgruppe sind im sogenannten »idealen« oder »klassischen« Balintgruppen Setting, wie von Michel Balint beschrieben, besonders eindrucksvoll in professionell homogenen Gruppen zu sehen. Diese sind »idealerweise« hinsichtlich des Geschlechts ausgewogen inhomogen. Die Teilnehmer besitzen im Wesentlichen den gleichen beruflichen Status und haben außerhalb der Gruppe keine Kontakte untereinander. Die Gruppenleitung gehört entweder der gleichen Profession an und kennt die Programme und mentalen Modelle der Professionen in der Gruppe gut oder sie hat ein hinreichendes Maß an Feldkompetenz.

Zusammengefasst: Dieses Setting von Balintgruppenarbeit liegt am ehesten in den Subtypen 1, 2 und 3 (▶ Kap. 2.1) vor. Wir haben in den methodischen Reflexionen zu den jeweiligen Kasuistiken bereits auf die Begrenzung des »Programms Fallarbeit« hingewiesen. Sobald es Abweichungen vom idealen klassischen Balintgruppen-Setting gibt, wird es notwendig, mit weiteren Programmen oder anderen Referenztheorien (Haubl, 2017) zu arbeiten. Darum wird es in diesem Kapitel gehen, vor allem um »Selbstthematisierung« und »Institutionsanalyse« (Rappe-Giesecke) in »anderen situationsübergreifenden Mehr- und Vielpersonen-Vergemeinschaftungen (Abteilungen, Teams, Projekte)« (Haubl, 2017).

Beispielsweise braucht Ausbildungssupervision neben der Fallarbeit die Selbstthematisierung. Das heißt in diesem Fall, dass sich die Teilnehmer unabhängig vom Fall mit den Problemen der Entwicklung einer professionellen Identität beschäftigen. Diese braucht neben der Selbsterfahrung auch die Instruktion. Man kann nur dann durch Reflexion lernen, wenn angesammelte Erfahrung vorhanden ist und entsprechend phrasiert wird. Wenn Ausbildung und Erfahrung noch fehlen, dann ist die Leitung der Gruppe gefordert, Instruktion und Anleitung zu geben.

Fallbezogene Teamsupervision erfordert die zusätzlichen Programme der Institutionsanalyse und der Selbstthematisierung, um die institutionelle Dynamik und die Gruppendynamik, die in die Fallsupervision interferieren, bearbeiten zu können. Die fallbezogene Teamsupervision gilt als das schwierigste Setting überhaupt. Als ein Beispiel zur Illustrierung dieser Thematik stelle ich eine Kasuistik aus einer eigenen Untersuchung vor.

4 State of the art – Techniken der Balintarbeit

In einer psychosomatischen Klinik wurden über einige Monate die von einem externen Supervisor durchgeführten Teamsupervisionen per Tonband aufgezeichnet. Die transkribierten Verbatim-Protokolle der Supervisionssitzungen wurden mit zwei verschiedenen qualitativen Untersuchungsmethoden analysiert:

1. eine klinisch-pragmatische Untersuchung des Textes (Kutter, 1993)
2. eine objektiv-hermeneutische Textanalyse durch eine Forschergruppe (Oevermann, 1993)

Beide unabhängig voneinander operierenden Untersuchungsansätze kamen zu ähnlichen Ergebnissen. Ich gehe näher auf die Ergebnisse der hermeneutischen Textanalyse ein. Die Analyse des Verbatim-Protokolls zeigt eindrücklich, wie der Falldarsteller (ein ausgebildeter Einzel- und Gruppentherapeut) im Rahmen der stationären Behandlung einer psychosomatisch erkrankten Patientin in einen professionellen Rollen- und Identitätskonflikt gerät: seiner Abhängigkeit von und in Identifikation mit den institutionellen Strukturen einer Klinikbehandlung auf der einen Seite und seinen Maximen einer psychoanalytischen Professionalität und Autonomie als Einzel- und Gruppentherapeut auf der anderen Seite. Er sieht sich in seiner Loyalität als Kliniktherapeut verpflichtet, die Behandlung konzeptgemäß zeitlich zu begrenzen und ahnt, wie sehr er in einen Prozess »reinrutscht«, in dem er als Psychoanalytiker die Analyse der etablierten Übertragungsbeziehungen abbricht.

Die hermeneutische Analyse des Textes weist darüber hinaus in einer »Strukturhypothese« auf das strukturelle Dilemma hin, das zu diesem Zeitpunkt schon im Behandlungskonzept der Klinik angelegt ist. Die unbewusste Bedeutung der Klinikorganisation als einer negativen Mutterimago, die Therapeut wie Patientin kontrolliert, wird vom externen Supervisor nicht herausgearbeitet. Der Supervisor arbeitet in diesem Fall eher nach einem Konzept von Supervision einer ambulanten Einzelbehandlung, die in einer Gruppensupervision vorgestellt wird. Beiträge anderer Teammitglieder werden nur insoweit berücksichtigt, als sie Informationen zum Fall beinhalten. Bedeutungen, die sich auf der Ebene der Teamgruppe und der Klinikorganisation kristallisieren, werden von den angenommenen latenten Hintergrundannahmen (professionellen Steuerungsprogrammen) des Supervisors ausgeklammert: »...das sind jetzt konzeptionelle Fragen...« (Barde & Mattke, 1993, S. 301). Mit dieser impliziten Konzeption von Supervision schreibt der Supervisor die Abhängigkeit der Behandlung vom Rahmen des Systems Klinik als nicht thematisierbar fest.

Die empirischen Textanalysen zeigen die Notwendigkeit auf, dass Teamsupervision im stationären Setting die drei Ebenen Fallarbeit, Selbstthematisierung des Teams und Institutionsanalyse gleichzeitig und in ihren jeweiligen Interaktionen und Übertragungsdimensionen zu berücksichtigt hat.

Ich habe die Kasuistik vorgestellt, weil an ihr gezeigt werden kann, dass idealtypisch formulierte und gelehrte Konzepte – seien es psychoanalytische, seien es gruppentherapeutische Verfahren – in der Praxis ihrer Umsetzung unter spezifischen institutionellen Rahmenbedingungen gesehen und supervidiert werden müssen. Supervisionen in Gruppenkontexten bieten günstige Zugänge zur Analyse der jeweils sehr spezifischen und differenten Realisationen von in der Behandlung angewandten Verfahren. Zwar begeben wir uns mit Gruppenkontexten in hochkomplexe Systemwelten, die Gruppenneulinge, aber auch gruppenunerfahrene Supervisionsexperten abschrecken und zugleich anziehen. Wenn aber eine Methode mit ihrer theoretischen Begründung klar und verständlich vermittelbar ist, wird sie auch und gerade im Gruppenkontext einen Transferraum finden. Zum Beispiel können Balintgruppen eine sehr robuste Anwendungsform von Psychoanalyse sein.

Ein weiteres Argument für die Durchführung berufsbegleitender Supervision wie Ausbildungssupervision in Gruppen: Setting und Methode von Supervision sind vom Ziel für den konkreten Supervisionsauftrag her zu bestimmen: »die Komplexität des Beratungssystems muss die Komplexität des ratsuchenden Systems spiegeln (hervorgehoben von Verf.) können« (Rappe-Giesecke, 2003, S. 20).

Stärken der Balintgruppenarbeit

Welches sind die Leistungen Michael Balints, seiner Kolleginnen und Kollegen und der Nachfolgerinnen und Nachfolger im Kontext der Abgrenzung von Supervision, Organisationsentwicklung und Balintgruppenarbeit im engeren Sinne?

Balintgruppen sind die institutionalisierte Möglichkeit, bewusste, aber auch latente (unbewusste) Steuerungsprogramme und Selbstbilder einer Profession zu analysieren und weiterzuentwickeln. Mit Programm oder Referenztheorien sind die orientierungsrelevanten und handlungsleitenden Maximen einer Profession gemeint. Diese werden im Rahmen der professionellen Sozialisation nur selten bewusst erlernt und vermittelt. In der Regel werden sie durch Identifikation (Mattke, 2007) oder Versuch und Irrtum gelernt. Die Selbstbilder einer Profession umfassen sowohl das professionelle Selbstbild als auch das Fremdbild über Patienten oder Klienten.

Zum Praktizieren einer ganzheitlichen Medizin gehört eine andere Haltung und eine andere Art der Informationsverarbeitung wie zum Praktizieren einer auf Organe zentrierten Medizin. Balint entwickelte implizit eine Lerntheorie: »Lernen, verlernen und wieder erlernen.« Professionen können sich nur dann entwickeln, wenn nicht immer mehr dazu gelernt wird, sondern alte Maximen auch verlernt werden. Balint wusste, dass ein solcher, durchaus schmerzhafter Prozess nicht auf der kognitiven Ebene allein stattfinden kann, sondern die Persönlichkeit des Lernenden affiziert. Er konstruierte ein Setting jenseits der typischen Lehrer-Schüler-Verhältnisse, in dem genügend Vertrauen entstehen konnte, um sich auf diesen schmerzhaften Prozess einzulassen.

Dieses Lernen geschieht durch die Verbindung von Selbst- und Fremdbeobachtung. Die für die Wissenschaft typische Subjekt-Objekt-Trennung zwischen Beobachter und Beobachtetem ist nicht die einzige Typisierung für Arzt-Patient-Beziehungen. Balint setzte auf ein anderes Medium der Informationsgewinnung, nämlich die Selbstbeobachtung (in der Gruppe!). Man kann Erkenntnisse über die Welt gewinnen, indem man sie direkt beobachtet oder indem man sich und seine Reaktionen auf die Welt beobachtet. Diese Verbindung von Selbst- und Fremdbeobachtung war unerlässlich, um das zu lernen, was Balintgruppenleiter unter Beziehungsdiagnostik verstehen.

Um zwischen Selbst- und Fremdbeobachtung überhaupt unterscheiden zu können, ist das Erlernen der Selbstbeobachtung für die meisten Professionen, so auch für Ärztinnen und Ärzte, die Voraussetzung. Zu

4.2 Abgrenzung zu Supervision und Organisationsberatung

den großen Leistungen Michael Balints gehört es, die Rahmenbedingungen für eine auf die professionelle Rolle bezogene Selbsterfahrung geschaffen zu haben. Andere damals bestehende Settings hatten die Selbsterfahrung der Person als psychisches System zum Gegenstand. Das wären dann Selbsterfahrungsgruppen (SEG), die von der professionellen Selbsterfahrung in Balintgruppen abzugrenzen sind.

Obwohl die Entwicklung einer Supervisionsmethode ein eher zweitrangiges Ziel war, wurde in den Balintgruppen das Spiegelphänomen entdeckt. Die Arbeit mit Spiegelungen von Professional-Klient-Beziehung in der Gruppe ist inzwischen ein von allen Supervisionsmethoden, gleich welcher Couleur, übernommenes Instrument. Neben dem methodischen Nutzen bietet das Spiegelungsphänomen neue Perspektiven für die Erkenntnistheorie. Spiegelungen finden nicht nur in Balintgruppen, sondern beständig und überall zwischen sozialen, psychischen und biophysischen Systemen statt.

Was sind Spiegelungsphänome?

Michael Balint setzte Spiegelungsphänomenen zunächst heuristisch ein. Teilweise hat er sie bereits psychodynamisch begründet. Heute weiß man, dass es eine allgemeine Eigenschaft informationsverarbeitender Systeme ist, ihre Umwelt spiegeln zu können, um Erkenntnisse über die Umwelt zu erlangen. Neben diesen Weg der Erkenntnis tritt der traditionelle Weg der Datenerhebung über das geschilderte System, also in unserem Fall die Arzt-Patient-Beziehung in ihrem jeweiligen Kontext, über die berichtet wird. In einer Balintgruppe wird diese Differenz markiert, indem nach der Erzählung des Falles zunächst einige direkte Nachfragen an den Fallvorsteller gerichtet werden mit dem Ziel, konkrete Informationen zu bekommen. In dieser Sequenz nehmen die Supervisanden einen distanzierten Beobachterstandpunkt ein, bevor sie sich »zurücklehnen« (ein deutlich zu markierender Einschnitt!) und ihre Assoziationen zum Fall und zur Erzählung darüber mitteilen. Dies ist der »Wechselschritt« nach der klassischen Balintmethode und inzwischen Standard von Supervision auch außerhalb des Settings »Balintgruppe«: Generierung von Erkenntnis durch emotionale und kognitive

Selbstbeobachtung (in freien Assoziationen) im Wechsel mit distanzierter kognitiver Datenerhebung (konkretes Nachfragen). Es wird angenommen, dass sprachlich-begrifflich noch nicht präsentierte bzw. noch nicht präsentierbare Aspekte, z. B. einer therapeutischen Beziehung, die in einer Balintgruppe vorgestellt wird, in den Voten und Interaktionen der Gruppenteilnehmer gespiegelt und damit einer Reflexion zugänglich werden. Andere Bezeichnungen dieses Phänomens sind »Prisma-Effekt« (Loch, 1969) oder »Konzept der Resonanz« (Searles, 1955 und Foulkes, 1974). Für Balint war die Erzählung eines Falldarstellers der »manifeste Trauminhalt« und die Beiträge der Gruppe die »freien Assoziationen«, in denen sich die »den Traum gestaltenden dynamischen Faktoren externalisieren« (Balint, 1976, S. 401).

In der Arbeit mit Supervisionsgruppen wird ganz allgemein von Spiegelung problematischer Ereignisse aus Therapien gesprochen oder spezifischer: Spiegelung von sprachlich noch nicht klar fassbaren Beziehungen aus Therapien, die sich in der Supervisionsgruppe/Balintgruppe in Beziehungsmustern, Klimata und Stimmungen manifestieren. Auch die Beziehung der Supervisionsgruppe/Balintgruppe zum Ausbildungssystem mit seinen Regeln, Dogmen und Rahmenbedingungen kann gespiegelt oder inszeniert werden, wie z. B. in dem Fallbeispiel aus der Supervision eines Klinikteams (siehe oben):

Im oben angeführten Fallbeispiel wurde durch die Textanalyse der sprachlichen Interaktionen im Team deutlich, wie die für die vorgestellte therapeutische Beziehung relevanten aggressiven und libidinösen Objektbeziehungsaspekte von den verschiedenen Stationsmitarbeitern in der Teamgruppe repräsentiert werden, z. B. supportive, pflegerische, ärztlich versorgende, eher beruhigende, nicht aufdeckende Aspekte versus konfrontierende, klarifizierende, interpretierende, eher aufdeckende und zeitweise beunruhigende Aspekte in den Behandlungsbeziehungen. Insgesamt verharrte der Behandlungsprozess und auch der Supervisionsprozess aber auf einer Beziehungsebene der Spaltung, d. h. dass miteinander nicht vereinbarte Beziehungsaspekte zum gleichen Objekt, in diesem Fall das Primärobjekt »Mutter«, auseinandergehalten werden bzw. aufgespalten werden. Die Klinik, ihr Konzept und ihre Organisation sowie das in ihr operierende Team wurden mit der Bedeutung einer negativen Mutterimago beladen. Gute Mutteranteile wurden einzelnen ver-

4.2 Abgrenzung zu Supervision und Organisationsberatung

sorgenden, schonenden ärztlich/pflegerisch/pädagogisch arbeitenden Mitarbeitern im Team zugeschrieben. Diese Spaltungsvorgänge wurden in sprachlichen Beiträgen und Interaktionen repräsentiert, eben inszeniert oder gespiegelt. In der Textanalyse beschreiben die Forscher Klima und Stimmung als krisenhaft, brodelnd, verwirrend. Die Integration der gespaltenen Objektbeziehungen gelang weder in der Behandlung, die Gegenstand der Supervision war, noch in der Supervisionsarbeit durch einen externen Supervisor. Es wiederholte bzw. reinszenierte sich ein Problem, das zentral für Klinikbehandlungen ist: Patienten »nutzen« Unklarheiten im Konzept oder Probleme der Organisation, um Behandlungsprobleme und ihre Nöte zu inszenieren bzw. zu signalisieren.

Obwohl im untersuchten Fall die Komplexität des Beratungssystems die Komplexität des ratsuchenden Systems durchaus hätte spiegeln können, blieb die Supervisionsarbeit ohne den möglichen, oben skizzierten Erkenntnisgewinn.

Neben Spiegelungen ist die Nutzung von Erzählungen das zweite Medium zur Informationsgewinnung, das systematisch in Balintgruppen genutzt wird.

Erzählungen sind eine alltagsweltlich genutzte Kommunikationsform, die dazu dient, eigenes Erleben mit anderen zu teilen. Balint wusste sehr gut, dass Beschreibungen, die einen objektiven außenstehenden Standpunkt erfordern, nicht dasjenige Material produzieren, das man zur Beziehungsdiagnostik braucht. Diese Kommunikationsform Erzählen wird in Balintgruppen radikalisiert, es geht um das Mitteilen von unverarbeitetem Erleben. Die Erzählungen in Balintgruppen weisen immer typische Brüche und Fragmentierungen auf, die im Laufe einer Sitzung repariert werden, so dass bei einer gelungenen Sitzung eine vollständige Erzählung am Ende steht.

Was unterscheidet die verschiedenen Ausformungen von Balintgruppenarbeit von Supervision und Organisationsberatung?

Die Antwort auf diese Frage möchte ich anhand von Kasuistiken und einer Übersichtstabelle veranschaulichen.

Wie beschrieben sind die Subtypen 1, 2 und 3 (▶ Kap. 2.1) in ihrem Setting für das professionelle Steuerungsprogramm »Fallarbeit« geeignet.

Im Setting des Subtyps 4 (Ausbildungssupervision mit Fallarbeit) geht es um das Erlernen einer bestimmten Methode und professionellen Haltung. In jeder Therapieausbildung gibt es Ausbildungssupervision mit Fallarbeit. In manchen Professionen ist dies ein Teil der Ausbildung, wie z. B. in der Sozialarbeit/Sozialpädagogik und eben auch in der Psychotherapie.

Subtyp 5 wurde in Kasuistik und Reflexion in diesem Kapitel bereits ausführlich gewürdigt.

In Subtyp 6 kann Balintarbeit/Supervision im Rahmen von Organisationsentwicklungs-Prozessen (O.E.-Prozessen) eingesetzt werden, vorzugsweise bei der Umsetzung von Veränderungen. Man hat die Erfahrung gemacht, dass strukturelle Veränderungen, selbst wenn sie von den Beteiligten mit erarbeitet worden sind, häufig nicht nachhaltig sind. Jede Veränderung ruft in unbeabsichtigter Weise Veränderungen in anderen Teilen des Systems hervor, die man nicht voraussehen konnte. Auf den mühsamen Prozess des Verlernens und Loslassens, den auch Balint beschrieben hat, lässt man sich nur ein, wenn man Unterstützung bekommt. Die Kultur der Organisation und die alten Regeln, vor allem die informellen, sind auf die Dauer meist stärker und mächtiger als der Wille zur Veränderung. Supervision/Balintarbeit ist hier ein nützliches Instrument, das in Organisationen eingesetzt werden kann, um die Veränderungen wirklich durchzuarbeiten. Die Auswirkung der Veränderung auf die eigene Person verstehen zu lernen, die eigenen Ambivalenzen verändern zu wollen und Widerstand in der Spannung halten zu lernen ist Aufgabe der Supervision. Diese Supervision muss stark mit den Verantwortlichen und den Begleitern des Veränderungsprozesses vernetzt werden.

Dies soll jetzt anhand von drei Kasuistiken verdeutlicht werden.

> Ein Team einer Tagesklinik bat um eine Kombination aus Team- und Fallsupervision. Es sind in der Regel 12 bis 14 Teilnehmer: drei bis vier Pflegekräfte einschließlich Abteilungspfleger, drei bis vier Psychologinnen, drei Ärztinnen, eine Bewegungstherapeutin, eine

4.2 Abgrenzung zu Supervision und Organisationsberatung

Sozialarbeiterin, eine Kunsttherapeutin und der Leiter (OA) der Einrichtung. Es waren laut Kontrakt zwölfmal zweistündige Sitzungen pro Jahr mit der Verwaltung vereinbart.

Die Teilnehmer einigten sich darauf, mit einem Blitzlicht zu beginnen, weil sie das von der vorherigen Supervision so gewohnt waren. Viele (ca. zwei Drittel) sagten meist, sie hätten kein besonderes Anliegen für heute.

Bewegung/Dynamik kam in die Supervisionsgruppe, als angekündigt wurde, dass die Einrichtung um zwei Stationen akutpsychiatrischer Betten mit Aufnahmeverpflichtung für die Kreisstadt mit umgebenden Kreis erweitert werden sollte. Einer der Pfleger kündigte an, er werde kündigen, wenn es dazu käme. Er sei auf einer akutpsychiatrischen Station beim gleichen Träger traumatisiert worden und nach Behandlung und Reha hierher versetzt worden. Die Tagesklinik konnte nach Vorgespräch die aufzunehmenden Patienten wählen, akut psychotische und aggressive Patienten konnten abgelehnt werden. Die neue Gesetzgebung gestattete lediglich für 24 Stunden medikamentöse Ruhigstellung. Dann müsse ein richterlicher Beschluss erfolgen, der häufig den Wünschen von Patienten und Angehörigen entspreche, auf medikamentöse Ruhigstellung zu verzichten.

Die Dynamik im Team war nach dieser Ankündigung geprägt vom Werben um den sehr erfahrenen und geschätzten Pfleger einerseits und dem Engagement für die neue Aufgabe andererseits. Besonders im Pflegeteam überwog auch nach mehreren Supervisionssitzungen die Skepsis gegenüber der neuen Aufgabe. Als dann eine der weiblichen Pflegekräfte ankündigte, sich auf eine Managementfunktion beim gleichen Träger versetzen zu lassen, spitzte sich die Dynamik zu. Fälle wurden nicht mehr eingebracht. Der leitenden OA teilte in einer Sitzung mit, das Team sei übereingekommen, die Supervision zu beenden. Man wolle pausieren, bis die organisatorischen und strukturellen Veränderungen vollzogen seien.

Es wird im Kontext dieses Kapitels ersichtlich, dass mit dem Programm der Fallarbeit und Selbstthematisierung im gruppendynamischen Prozess kein Weiterkommen mehr möglich war. Mit den Interventionsmöglichkeiten des gruppendynamischen Reflexionsrahmens ließ sich lediglich für eine Weile supervisorisch weiterarbeiten. Dann kam die Ankündigung des Versetzungsgesuchs: immerhin weniger dramatisch als die angedrohte Kündigung. Eine Änderung des ursprünglichen Supervisionsauftrags über die Fall- und Teamsupervision hinaus stand an. Dieser Programmwechsel zur Institutionsanalyse im laufenden Prozess konnte mit dem Team nicht konsentiert werden.

Supervisionstheoretisch und -praktisch zeigt diese Kasuistik an vielen Details die Bedeutung eines solchen Programmwechsels. Beispielsweise erhofften sich die Leitungspersonen in und nach der Umstrukturierung einen Aufstieg oder eine höhere Besoldung. Mindestens aber erhofften sie sich eine gute Beurteilung für die Aufgabenerfüllung im Prozess der O.E.

Ich wollte anhand der Kasuistik auch zeigen, wie die Grenzen der ursprünglichen Supervisionsaufgabe mit Fallarbeit und gruppendynamisch angeleiteter Reflexion der Kommunikation und Kooperation in diesem Team überschritten wurden bzw. zu überschreiten gewesen wären. Die abteilungsübergreifende »drohende« Entwicklung erhöhte die Komplexität, die sich mit Festhalten an den Steuerungsprogrammen Fallarbeit und gruppendynamische Selbstthematisierung nicht mehr reduzieren ließ. Die soziale Theorie, in diesem Fall die systemtheoretische Einbeziehung der Abteilung in die psychiatrisch-psychotherapeutische Versorgung eines Landkreises, musste hinzukommen.

Zwar war die Einrichtung schon immer Teil dieser Versorgungskette. Durch die Möglichkeit der Aufnahmeselektion von Patienten ließ sich diese Tatsache aber verleugnen. Der Pflegedienst-Mitarbeiter brachte es auf den Punkt. Er kündigte seine Kündigung an, nicht nur die Versetzung wie seine Kollegin. Er wollte aus dem System heraus, das ganze System mit all seinen sozialpolitischen Elementen der sektorisierten Aufnahmeverpflichtungen nicht mehr akzeptieren.

Der Pfleger repräsentiert hier mit seiner Entscheidung eben nicht nur ein psychisches oder auch nicht nur ein gruppendynamisch zu verstehendes Subsystem. Darum war die Hinzunahme eines weiteren supervisorischen Steuerungsprogramms indiziert, um die Implikationen der sozialen Theorie der Institution einzubeziehen.

4.2 Abgrenzung zu Supervision und Organisationsberatung

In einer psychotherapeutischen Privateinrichtung mit insgesamt 50 tagesklinischen und vollstationären Behandlungsplätzen wurden ca. zwölf Patienten nach einem kognitiv-behavioralen Konzept behandelt. Mein Auftrag galt den 38 Behandlungsplätzen, die nach einem gruppenanalytischen Konzept geführt wurden. Dies geschah in drei Subsettings. Der Supervisionsauftrag galt für drei Settings und deren Gruppentherapeuten plus jeweils einer so bezeichneten Therapeutin in der Holdingfunktion. Letztere hat die Aufgabe, am Morgen und zum Tagesabschluss eine hochstrukturierte, ca. halbstündige Gruppe im jeweiligen Setting durchzuführen unter dem Thema: Wie wird der Tag/Wie war der Tag/die Woche?

Die drei Settings kamen nacheinander für je 90 Min. einmal pro Monat zur Fallsupervision.

In der Fallsupervision wurde zunehmend häufig über Kooperations- und Kommunikationsprobleme im Gesamtteam aller Therapeuten berichtet. Dieses Team traf sich dreimal pro Woche und wurde einmal monatlich von einem Gruppenanalytiker supervidiert, der auch das Leitungsteam der Klinik einmal monatlich für mehrere Stunden beriet.

Auch weil ich den gruppenanalytischen Supervisor seit vielen Jahren kenne und schätze, habe ich mich auf den Auftrag eingelassen. Der Auftrag wurde vom leitenden Arzt und Inhaber der Klinik im Beisein der therapeutischen Leiterin der Klinik wie deren Stellvertreterin erteilt.

Da ich als Fallsupervisor – deshalb hier diese Kasuistik – die Kommunikationsthematiken und zunehmend auch Konflikte im Gesamtteam lediglich zur Kenntnis zu nehmen hatte, versuchte ich, diese Trennung circa zwei Jahre mit einiger Mühe aufrechtzuerhalten.

Nachdem ich mir in den Fallsupervisionen die »Erlaubnis« geholt hatte, sprach ich den Gruppenanalytiker, einen mir gut bekannten Kollegen, bei einem Fachkongress an. Er wollte die Thematik in seine Leitungsberatung einbringen. Von dorther würde ich eine entsprechende Antwort erhalten. Ein Jahr lang hörte ich nichts. Dann rief mich die therapeutische Leiterin an und gab mir die Termine für den nächsten Besuch des Gruppenanalytikers an. Wir fanden einen

gemeinsamen einstündigen Termin mit Klinikleitung und gruppenanalytischem Supervisor. Es war mir nicht möglich, die supervisionstechnischen und schon gar nicht die theoretischen Problematiken, die ich hier reflektiere, zu vermitteln. Das Ergebnis war, dass ich ein Supervisionsformat erarbeiten solle, bei dem das Gesamtteam der Klinik zur Fallsupervision kommen solle.
Ich kürze jetzt, um auf den hier relevanten Punkt zu kommen. Das Supervisionsformat hielt ein knappes Jahr, dann teilte mir die therapeutische Leiterin mit, dass meine Supervisionstätigkeit zu beenden sei. Die Begründung lautete: Im großen Team würden sich einige Therapeuten nicht trauen, ihre Fälle vorzustellen.

Es gibt viele Aspekte zu diesem Prozess. Für den Kontext hier möchte ich markieren, wie schwierig es werden kann, gruppendynamische Steuerungsprogramme auszuklammern. Reine Fallsupervision, würde ich heute sagen, ist in einer Klinik nicht möglich. Dies ist bei der Übernahme eines Supervisionsauftrags auszuhandeln.

Als letztes folgt eine Kasuistik, die die Relevanz der Beachtung von Institutionsdynamik noch einmal beleuchten soll:

In der externen Teamsupervision einer Abteilung einer großen Reha-Klinik wurde der Fall einer Patientin vorgestellt. Diese Patientin war bereits vor etwa einem Jahr in derselben Klinik behandelt worden. Sie wurde jetzt wieder zur sozialmedizinischen Beurteilung einer zwischenzeitlich von ihr beantragten teilweisen Erwerbsminderung aufgenommen. Das sozialmedizinische Ergebnis war, dass keine Erwerbsminderung vorliege. Dies wurde der Patientin nach dreiwöchigem Aufenthalt mitgeteilt. Sie wandte sich zwei Tage vor dem Entlassungstermin an den Oberarzt der Abteilung: Sie erschien niedergeschlagen, enttäuscht, klagsam und weinend ob dieser groben Fehleinschätzung. Sie müsse die Beurteilung wohl oder übel »runterschlucken«. Aber so könne sie nicht entlassen werden. Sie brauche mindestens noch eine Woche stationärer Reha, um sich von diesem Schock zu erholen, um wieder reisefähig zu werden. Der Oberarzt veranlasste eine Vorstel-

4.2 Abgrenzung zu Supervision und Organisationsberatung

lung der Patientin beim Chefarzt der Klinik, der die vorgesehene Entlassung verfügte, aber den Oberarzt in einer Mail bat, gemeinsam mit dem Team über die Reisefähigkeit zu entscheiden. Der Oberarzt verfügt über Kompetenz in homöopathischer Medizin und bot der Patientin bis zu ihrer Entlassung eine entsprechende Behandlung und damit verbunden eine einwöchige Verlängerung ihres stationären Aufenthalts an. Dies teilte er dem Team mit, in dem die bisher behandelnde psychologische Therapeutin, die auch die sozialmedizinische Beurteilung geschrieben hatte, urlaubsbedingt für eine Woche fehlte.

Diese Kasuistik einer stationären Behandlung im sozialen Raum einer Reha-Klinik möchte ich unter dem Supervisionsaspekt und wie schon zuvor unter dem Aspekt der drei differenten Steuerungsprogramme einer fallbezogenen abteilungsübergreifenden »Supervision« reflektieren.

Beim Eintritt des Supervisors in den Raum herrschte eisiges Schweigen. Die übliche Blitzlichtrunde, die meist leicht und spielerisch schnell über die Bühne ging, kam nicht in Gang. Schließlich ergriff der Oberarzt das Wort und sagte, man könne eigentlich heute keine Supervision machen, da der Chef fehle. Der habe sich eine Stunde zuvor krankgemeldet und sogleich die Klinik verlassen. Der Supervisor verwies auf die Stellvertreterfunktion des Oberarztes in einem solchen Fall und bat um eine Blitzlicht-Runde zum Fall.

Dann wurde in etwa der oben geschilderte Verlauf der Reha-Behandlung geschildert. Allerdings musste der Supervisor immer wieder auf die Struktur des Blitzlichts verweisen, da sich nun das Schweigen löste und fast jede Äußerung zu spontanen Dia- und/oder Trialogen führte. Die zuletzt behandelnde Therapeutin aber schwieg weiterhin beharrlich und vorwurfsvoll und taute erst auf, als die neben ihr sitzende Kollegin sie schweigend umarmte, worauf wieder alle schwiegen. Auf direkte supervisorische Intervention, doch bitte diese Geste zur Sprache zu bringen, sprach die bisher stumme Therapeutin. Sie drückte ihre Empörung darüber aus, dass in ihrer Abwesenheit über ihre Beurteilung hinweggegangen worden sei. Sie habe ihren Abschlussbericht einschließlich der sozialmedizinischen Beurteilung wie gewünscht vor ihrem Urlaub fertiggestellt. Es sei eine

Herabwürdigung ihrer Arbeit, dass ihr die nach ihrem Kenntnisstand entlassene Patientin völlig überraschend und dann auch noch triumphierend auf dem Gang entgegengekommen sei.

Ich fasse zusammen: Teamsupervisorisch ließen sich der narzisstische Gewinn der Patientin und die »Demütigung« der Therapeutin einigermaßen durch Verstehen »heilen«.

Schwieriger wurde es dann, als sich eine konzeptuelle Diskussion entspann. In der Klinik bemerke man seit Längerem die große Beliebtheit von Akupunktur, Osteopathie und Homöopathie. Informell werde viel darüber geredet. Der Oberarzt bestätigte das. Er fügte hinzu, dass er in der gestrigen Leitungssupervision das Thema vergeblich angemeldet und, da mehrfach verschoben, angemahnt habe.

Nun kehrte im Team große Eintracht unter Einschluss der zuvor schweigenden Therapeutin ein. Man war sich einig, dass mit den elaborierten Methoden der psychodynamisch orientierten Psychotherapie immer mehr Patienten nicht erreichbar wären. Ein Resümee für unseren Kontext: Es zeigt sich eklatant, wie rahmenbedingte und konzeptuelle Unvereinbarkeiten ein Team als soziale Gruppe verunsichern. Die vom Team dann kognitiv erkannte konzeptuelle Widersprüchlichkeit führte zwar in dieser Supervisionssitzung zur Beruhigung. Allerdings wurde in der emotionalen »hidden agenda« überdeutlich, dass der Klinik auf der Leitungsebene eine konzeptuelle Klärung ins Haus steht, die nicht nur kognitiv deklarativ verlaufen wird.

Zusammengefasst habe ich in diesem Kapitel zu erläutern versucht, dass und welche professionellen Steuerungsprogramme in den Subsettings 4, 5 und 6 erforderlich werden. Den Begriff »professionelle Steuerungsprogramme« entlehne ich der Monographie »Supervision für Gruppen und Teams« (Rappe-Giesecke, 2003).

In den Subsettings 1, 2 und 3 ist »reine Fallarbeit« möglich. Das haben wir in Kasuistiken und den Reflexionen dazu versucht zu belegen. In den drei anderen Subsettings sollte die »Selbstthematisierung« in gruppendynamischer Reflexion und eine »Theorie sozialer Systeme« hinzukommen.

In einer Arbeit geht Rappe-Giesecke so weit zu konstatieren, dass Fall- und Teamsupervision kaum »trennscharf« zu unterscheiden sind: »Die Teammitglieder können entweder ihre arbeitsteilige Kooperation oder ihren Arbeitsgegenstand zum Thema machen. Empirisch greifen beide Themenstellungen ineinander« (Rappe-Giesecke, 2009, S. 125 ff.). Insbesondere in der Reflexion zur zweiten Kasuistik habe ich gerade dieses Ineinandergreifen versucht zu zeigen.

Die Autorin dieser aktuellen Arbeit erläutert darüber hinaus, dass die hier als dritte Steuerungsprogramm genannte »Theorie sozialer Systeme« in der »gruppenanalytischen Haltung« integriert sei: »Dabei entspricht die Integration von fallbezogenen teambezogenen und institutionellen Aspekten der gruppenanalytischen Haltung mit ihrer oszillierenden Wahrnehmung, wobei alle Aspekte grundsätzlich gleichzeitig gegenwärtig sind.« (Rappe-Giesecke, 2009, S. 118)

Es wird, wie dort auch postuliert, mehr Forschungsanstrengungen geben müssen, um auf diesem fachlich und auch sozialpolitisch eher »unterbeforschten« Terrain weiterzukommen.

Dialog

Heide Otten

Oben schreibt Herr Mattke: Reine Fallsupervision, würde ich heute sagen, ist in einer Klinik nicht möglich.

Für Stationssupervision mit einem Team, das aus Teilnehmern unterschiedlicher Berufsgruppen besteht, stimme ich dem zu. Für die Balintarbeit habe ich da jedoch andere Erfahrungen gesammelt. Ich führe seit ca. 25 Jahren in drei verschiedenen psychiatrischen Kliniken Balintgruppenarbeit mit den Assistenten in Weiterbildung zum Facharzt für Psychiatrie und Psychotherapie durch. Hierfür sind 35 Sitzungen à 90 Minuten abzuleisten. Die Gruppen laufen 14-tägig mit je einer Sitzung, bzw. alle vier Wochen mit zwei Sitzungen an einem Nachmittag. In zwei der Kliniken habe ich die Balintgruppen vor kurzer Zeit zu meiner Entlastung an zwei Kolleginnen abgegeben. In einer Klinik bin ich weiterhin 14-tägig tätig. Die Gruppe ist aus praktischen Gründen halboffen. Neue Kollegen kommen hinzu, wenn sie ein halbes Jahr in der Klinik tätig waren. Kollegen, die ihre 35 Sitzungen abgeleistet haben, werden verabschiedet, können aber bei Bedarf jederzeit an einer Sitzung teilnehmen und nutzen das häufig auch. Ich erlebe die Atmosphäre in den Gruppen als tolerant, zugewandt und offen für Humor. Die Kollegen kommen aus verschiedenen Ländern mit unterschiedlichen kulturellen, religiösen und sprachlichen Hintergründen. Auch die vorgestellten Patienten sind multikulturell. Hier gibt es einen fruchtbaren gegenseitigen Austausch.

Es gibt spannende Besonderheiten in diesen Gruppen.

- Da wir in der Balintarbeit den Namen des Patienten nicht nennen, gibt es oft nach der Fallvorstellung und beginnender Diskussion Erstaunen darüber, wenn der Patient von anderen Kollegen erkannt wird, die diesen möglicherweise in besonderen Situationen wie Dienst, Aufnahme etc. ganz anders erlebt haben. So berichtete eine Kollegin über einen Patienten, dessen Schicksal sie als bedrückend und bedauernswert erlebt hatte. Im Laufe der Diskussion wurde anderen Kollegen klar, über wen sie sich hier Sorgen macht. Sie beschrieben den Patienten als alkoholisiert und randalierend in der Aufnahmesituation, als aggressiv im Nachtdienst. Im Laufe der Sitzung wurde deutlich, dass die Kollegin sich gern ihre positive Sicht auf den Patienten bewahrt hätte, der ihr vertraut, sie lobt und gern in ihrer Nähe ist, sie andererseits eine gewisse Skepsis gespürt hatte. So konnte rasch Realität für sie eingeführt und die professionelle Distanz wieder hergestellt werden.
- Durch die Berichte von mehreren Gruppenmitgliedern zum gleichen Patienten werden mehrere Beziehungen eingebracht. Im oben geschilderten Fall war es eine Kollegin, der der Patient seine »weiche« Seite zeigte, es waren männliche Kollegen, die ihn aggressiv erlebt hatten. So wird das Bild des Patienten aus realen Erlebnissen heraus komplexer, was in anderen Gruppen mit Phantasien und freien Assoziationen gefüllt werden kann. Diese Komplexität der Beobachtun-

gen führt oft auf eine differenzierte Diagnose hin. Dies nehmen wir als Zugabe für die Weiterbildung gern mit auf.
- Es ist nicht ganz vermeidbar, dass die Ärzte, die die Balintarbeit ja in ihrer Dienstzeit machen, auch einmal zu spät kommen. Diese Situation nutze ich – und die Kollegen wissen das genau, wenn sie den Raum betreten –, indem ich sie kurze Zeit später nach ihrem Eindruck der Gruppenatmosphäre befrage. Dadurch sind sie sofort bei der Sache und auf den Gruppenprozess konzentriert. Sie haben es in dieser Situation schwer, ohne den Bericht des Referenten in die Diskussion einzusteigen, aber diese Rolle des Beobachters gibt ihnen eine sensible Aufgabe. Und es ist oft erstaunlich, wie gut und rasch sie den parallelen Prozess erfassen und die Arzt-Patient-Beziehung mit ihren Beobachtungen beschreiben. Da wurde ein depressiver Patient vorgestellt, die Gruppe aber wirkte heiter, eher locker. Das Gefühl des zu spät kommenden Kollegen, der Patient werde nicht besonders ernstgenommen, er wirke eher kindlich, traf genau. Daraus entwickelte sich eine fruchtbare weitere Betrachtung in der Gruppe.

Ich bin mir dessen bewusst, dass ein großer Unterschied hierzu besteht, wenn ich Fallarbeit auf einer Station mache, so wie sie Herr Mattke beschrieben hat, wo unterschiedliche Vorbildung in psychodynamischem Denken zu erwarten ist und zudem hierarchische Unterschiede bestehen. Die psychiatrischen Kollegen haben in etwa die gleichen Voraussetzungen und sind ausgesprochen interessiert an der Beziehungsarbeit. Balint war ja zunächst skeptisch, ob diese Arbeit für Psychiater als Gruppenmitglieder geeignet ist, weil er die Psychiater-Patient-Beziehung mit ganz anderen Grundannahmen ansah. Er sah den Psychiater als Gruppenleiter. Erste psychodynamische Überlegungen zu psychiatrischen Erkrankungen wie der Schizophrenie wurden ja erst in den 1960er Jahren angestellt und auch dann noch belächelt. An Beziehungsarbeit war noch gar nicht zu denken. Erinnert sei an die damit befassten Vorlesungen am Max-Planck-Institut für Psychiatrie von Paul Matussek. Wer dorthin ging, wurde belächelt: »Betest du auch in der Matussek-Gemeinde mit?«

Zeiten ändern sich, neue Erkenntnisse führen zur Modifikation der Methoden. Balintarbeit, Supervision und O.E. empfinde ich als einerseits dynamisch in ihrer Entwicklung, andererseits konstant in ihren Grundlagen. Balints Idee war schon beeindruckend und eben stabil: Er hat ein äußerst praktikables Verfahren der Professionsentwicklung geschaffen, die Verbindung von Forschung, Selbstevaluation und Training.

Dankwart Mattke

Frau Otten beschreibt in ihren Kasuistiken und den Reflexionen dazu den Subtyp 4: *Ausbildungssupervision mit Fallarbeit.*
Im Kapitel 3.3 aber geht es für mich um die Subtypen 5 und 6: *Fallbezogene Supervision im Team* und *Fallbezogene abteilungsübergreifende Supervision.*
Die Balintarbeit oder das »Balintoid« ist dabei jeweils die Fallarbeit! Die Steuerungsprogramme (Rappe-Giesecke) oder die »Reflexionstheorie« (Haubl), die im Setting 5 und 6 hinzukommen sollten, habe ich in diesem Kapitel versucht zu beschreiben. Und zwar anders als Haubl et al. (2005): Diese Autoren postulieren, dass in der »gruppenanalytischen Haltung« »mit ihrer oszillierenden Wahrnehmung« die »fallbezogenen, teambezogenen und institutionellen Aspekte« je nach Fall immer schon einbezogen sind. Das ist ein anderes mögliches Konzept wie wir es hier vertreten.

Heide Otten

In der Tat ähnelt die Balintarbeit mit Weiterbildungsassistenten in der Psychiatrie dem Subtyp 4, der Ausbildungssupervision, und weist Elemente davon auf. Ausbildungssupervision führe ich mit kleineren Gruppen bis zu vier Teilnehmern durch. Es wird die Therapie eines Patienten – in diesem Fall die tiefenpsychologisch fundierte Psychotherapie – über den gesamten Zeitraum der Behandlung supervidiert. Nach vier Therapiesitzungen wird der Verlauf der Behandlung geschildert, Übertragungsphänomene etc. werden diskutiert. Die Mitglieder dieser Kleingruppe profitieren vom jeweils anderen Therapieverlauf. Natürlich geht auch hier meine Balinterfahrung ein. Wir nehmen auch hier die Phantasien und freien Assoziationen zu Hilfe und schauen auf die Beziehungsdynamik.

In der Balintarbeit wird die Begegnung mit einem Patienten vorgestellt und 90 Minuten lang mit einer Gruppe von acht bis zwölf Teilnehmern erforscht. Es gibt ein kurzes Feedback in der darauffolgenden Gruppensitzung, um zu erfahren, wie die nächsten Begegnungen mit dem Patienten verlaufen sind. Dabei erfährt die Gruppe, inwiefern die Beziehungsanalyse Einfluss auf Diagnose, Therapie und die weitere Zusammenarbeit von Arzt und Patient hatte.

In der Teamsupervision der Subtypen 5 und 6 sind neben den fallbezogenen eben auch die teambezogenen und institutionellen Aspekte, – wie Herr Mattke zitiert – zusätzlich zur Beziehungsarbeit zu berücksichtigen. Vielleicht lassen wir das in der institutionellen Balintarbeit zu sehr außen vor?

5 Entwicklung und Forschungsstand: Balint International und internationale Forschung

Heide Otten

Nationale Balintgesellschaften, die sich in der »International Balint Federation (IBF)« zusammengeschlossen haben, gibt es heute in 22 Ländern. Die Idee der »Droge Arzt« scheint also einleuchtend zu sein. Um dies zu verstehen, müssen wir in die Geschichte zurückgehen. Michael Balint (1896–1970) wurde in eine Zeit hineingeboren, in der es gerade auch in der Medizin große Veränderungen gab. Einerseits – wie bereits zuvor beschrieben – entwickelten sich die Chirurgie, die Radiologie, die Labormedizin, die medikamentöse Medizin, andererseits waren Breuer und Freud mit ihrer Idee der »talking cure« unterwegs. Balint wandte sich beidem intensiv zu. Er arbeitete bei Warburg in Berlin im Labor, um Wirkung und Nebenwirkung von Medikamenten zu untersuchen, andererseits las er die Bücher Freuds über die Hysterie, über die Traumdeutung und die Grundlagen der Psychoanalyse. Sein Lehrer Ferenczi hatte über Kriegstraumata und ihre psychosomatischen Folgen nach dem Ersten Weltkrieg gearbeitet. Balint wurde in London nach dem Zweiten Weltkrieg gebeten, Fortbildungsseminare mit Allgemeinärzten abzuhalten, die mit kriegstraumatisierten Patienten zu tun hatten (▶ Kap. 1).

Neben allem technischen Fortschritt in der Medizin wurde der Einfluss der Psyche auf die körperliche Befindlichkeit wieder mehr in den Fokus gerückt. Und damit bekam die Beziehungsmedizin einen neuen Stellenwert, denn die Art und Weise, wie ein Arzt seine Medizin appliziert, wirkt sich auf den Heilungsprozess des Patienten aus (Balint, 1957). Und Breuer und Freud hatten mit ihrem Aufsatz über Hysterie beschrieben, dass Symptome seelischen Ursprungs sein können und mit Gesprächen gebessert oder sogar geheilt werden können.

»Die Psychologisierung des Arztens« (Balint, 1957) formulierte Balint als Ziel seiner Gruppenarbeit mit Ärzten, die mehr über ihre Wirkung, über Übertragung und Gegenübertragung, über den Einfluss des Unbewussten, über das Zusammenspiel von Psyche und Soma erfahren sollten. In seinen »Training cum Research in Relationship«-Gruppen wollte er gleichzeitig erforschen, welche Einwirkung die »Droge Arzt« hat.

60 Jahre nach dem Erscheinen von Balints Buch »Der Arzt, sein Patient und die Krankheit« (1957) ist es in den Medien und als Allgemeingut zwar bereits selbstverständlich, dass die Persönlichkeit und die Haltung des behandelnden Mediziners eine wichtige Rolle spielen; in der Ausbildung der Ärzte – zumindest im Studium in Deutschland – spielt dieses Wissen allerdings noch eine geringe Rolle.

In Deutschland ist die Balintarbeit in der Facharztweiterbildung in den Fächern Allgemeinmedizin, hausärztlicher Internist, Gynäkologie, für alle Psych-Fächer und spezielle Schmerztherapie Pflicht. Erstaunlicherweise gibt es von den jungen Kollegen zunächst oft Desinteresse bis Widerstand, sich diesem Thema zu widmen. Der Selbsterfahrungsanteil verunsichert. Mediziner in anderen Ländern beneiden uns um diese Pflicht.

Balint hat seine Gruppenarbeit bereits in Ungarn begonnen, sie intensiv nach dem Zweiten Weltkrieg in England weiterentwickelt. Von dort aus ist er in andere europäische Länder und in die USA eingeladen worden, um seine Arbeit vorzustellen.

Eine besondere Beziehung entwickelte sich zu Boris Luban-Plozza in der Schweiz, der als Hausarzt im Calancatal im Tessin tätig war. Er lud Balint zu Diskussionen und Gruppenarbeit auf den Monte Vérita bei Ascona ein. Studierende waren beteiligt. Balint war zunächst skeptisch, ob junge Studierende bereits in der Lage wären, sich mit den Hintergründen der Psychosomatik auseinander zu setzten. Studierenden mangele es seiner Meinung nach noch an Lebenserfahrung (z. B. stabile sexuelle Partnerschaften, Verantwortung für eine Familie) und er bezweifelte, dass diese jungen Menschen schon komplexe Beziehungen und Konflikte verstehen könnten (Balint, 1957).

5 Entwicklung und Forschungsstand

Doch Boris Luban-Plozza konnte Balint überzeugen, dass die Arbeit mit Studierenden an ihrer Beziehung zum Patienten sehr sinnvoll ist und sie früh sowohl auf die Interaktion zwischen Körper und Seele als auch auf den Einfluss der Persönlichkeit des Arztes auf Diagnose und Therapie aufmerksam macht.

Aus dieser Kooperation hat sich der Internationale Balint Studentenpreis entwickelt, auch Ascona-Preis genannt nach dem Ort in der Schweiz, wo er bis zum Tod von Boris Luban-Plozza im Jahr 2002 vergeben wurde. Studierende aus aller Welt reichen Arbeiten ein, in denen sie ihre Begegnung mit einem Patienten schildern, reflektieren und Schlussfolgerungen sowohl für ihre spätere Arbeit als Arzt als auch möglicherweise für das Medizinstudium und/oder das Gesundheitswesen beschreiben.

Der Preis wird heute zusammen von der Schweizer Stiftung Psychosomatik und Sozialmedizin und der IBF alle zwei Jahre auf den Kongressen der IBF vergeben. Die drei Preisträger stellen ihre Arbeiten dort vor und nehmen am Kongress und der Gruppenarbeit teil. Die besten eingereichten Arbeiten werden außerdem in einem Buch veröffentlicht.

Inzwischen gibt es Studentenarbeiten aus den letzten 40 Jahren, die eine einzigartige Sammlung von Reflexionen über das jeweilige Gesundheitssystem, die Ausbildung von Medizinern und ihre Einstellung zum kranken Menschen in vielen Ländern darstellen (Stubbe et al., 1996; Petzold et al., 2010; Otten et al., 2015; Otten et al., 2017; Otten et al., 2019).

Als im Jahr 2002 die letzte Preisverleihung auf dem Monte Vérità in Ascona stattfand, sagte der damalige Präsident der Jury Arthur Trenkel: »In an overall view the papers reflect a kind of painting of the spirit of the age from the students' perspective. This year a strong accent seems to lay on the critical view of the increasing common instrumentalization of human beings caused by reduction to simple roles or functions. In the hospitals especially the patients and doctors are affected by this collusion of anonymity. The students while practicing in the hospital stay so to say ›between the chairs‹ which grant them welcome opportunities for independent perceptions on another level.«

Heute gibt es weltweit verstärkt Programme für Medizinstudierende, die eine frühzeitige Begegnung mit Patienten fördern. So konnten wir in den Arbeiten der Studierenden lesen, dass in Israel Medizinstudierende chronisch Kranke für ein halbes Jahr im Alltag begleiten und dass in Malaysia die Studierenden zwei Jahre lang engen Kontakt zu Familien von der Schwangerschaft über die Geburt des Kindes bis über das erste Lebensjahr des Kindes hinaus pflegen. In England gibt es ein Psychotherapie-Schema, in dem Studierende unter enger Supervision psychotherapeutisch mit Patienten arbeiten.

Luban-Plozza hat Junior-Balintgruppen initiiert. Heute gibt es in Abwandlung die »Anamnese-Gruppen« an deutschen Universitäten, die von Tutoren begleitet werden. Und Studierende können in vielen Ländern an Balintgruppen teilnehmen. Diese Mischung aus erfahrenen Ärzten und jungen Studierenden befruchtet die Arbeit für alle Beteiligten. Studierende befinden sich den Patienten in ihrer Wahrnehmung oft sehr nahe, sie wiederum erleben durch die Ärzte, die ihre Tätigkeit schon lange ausüben, welche Vor- und Nachteile Erfahrung und Routine haben.

Im internationalen Bereich ist der Austausch von Erfahrungen mit Kollegen aus anderen Ländern von unschätzbarem Wert. Es wird deutlich, welchen Einfluss Kultur, Politik und der Wertekanon auch auf die Medizin, auf die Mediziner und speziell auf die Arzt-Patient-Beziehung haben.

Die Gruppenarbeit im internationalen Bereich ist dadurch verändert, dass wir uns auf eine gemeinsame Sprache einigen müssen – meist ist es englisch – bzw. dass ein Übersetzer dabei ist. In diesen Gruppen spielt die Körpersprache eine besondere Rolle.

Diese Erfahrung haben wir beide in China gemacht, wo wir mehrere Balintworkshops gemeinsam mitgestaltet haben. Wir haben in den Balintgruppen mit Übersetzern gearbeitet. Zunächst war meine Befürchtung, dass die Übersetzung die Gruppenarbeit behindern würde.

Dialog

Dankwart Mattke

Auf diese Frage möchte ich zunächst nicht eingehen, da wir damit ein ganz neues Kapitel beginnen würden. In vielen Fächern der Medizin spielt die Frage der Übersetzung mit der zunehmenden Internationalisierung der Fachwelten eine große Rolle. Immer dann, wenn es über zu beschreibende Handlungen oder gar algorithmisch beschreibbare Prozesse hinausgeht, kommen methodisch geisteswissenschaftliche Fragen ins Spiel. Die Medizin ist in ihrem Behandlungsakt wohl zwischen digitalen (algorithmischen) und analogen Welten positioniert. Aber diese grundlagenwissenschaftlichen Fragen überfordern unsere fachlichen Kompetenzen.

Bei mir wurden durch Kapitel 5 zwei Fragen getriggert:

1. Welche Rolle spielt der Gruppenaspekt in der Balintarbeit?
2. Wie wirkte sich der Epochenbruch von Naziherrschaft und Holocaust im Leben von Michael Balint auf seine Arbeit aus?

Heide Otten

Erstens: Im Internationalen Rahmen der Balintarbeit ist die Frage des Gruppenaspekts in der Tat eine Besondere. Es handelt sich um heterogene Gruppen, sowohl was Muttersprache als auch den Fachbereich betrifft, und natürlich sind männliche und weibliche Teilnehmer dabei. Der Erfahrungshintergrund dieser Teilnehmer ist oft sehr unterschiedlich. Das ist eine ganz andere Situation als wenn ich – wie in der Psychosomatischen Grundversorgung – mit jungen Weiterbildungskandidaten für Allgemeinmedizin aus einer Region zusammenarbeite. Die Gruppe eines Internationalen Balintkongresses setzt sich zusammen aus Teilnehmern aller Spezialisierungen, möglicherweise Ärzten, Psychologen, Sozialarbeitern. Und es sitzen Kollegen aus verschiedenen Ländern in der Gruppe. Ein zusätzlicher wichtiger Aspekt ist, dass diese Gruppe maximal fünf Sitzungen zusammen arbeitet. Es geht also in der Entwicklung der Gruppe als Arbeitsbündnis über die Phase des Forming, vielleicht noch des Storming nicht hinaus, es sei denn die Teilnehmer kennen sich über viele Jahre aus der Internationalen Zusammenarbeit.

Was bedeutet das für die Zielsetzung der Balintarbeit, den Fokus der Arzt-Patient-Beziehung? Beim Forming der Gruppe ist eine vorsichtige Annäherung zu erwarten, aber auch Vorurteile werden eine Rolle spielen. Die vorgestellte Arzt-Patient-Beziehung enthält ja – wie schon besprochen – auch einen Selbsterfahrungsaspekt. Kann hier die Offenheit des »think fresh« realisiert werden? Wagt z. B. ein russischer Teilnehmer, sich frei über Homosexualität zu äußern? Hat der deutsche Teilnehmer den Mut, über Nazideutschland frei zu sprechen und zu assoziieren? Gibt es in einer Internationalen Balintgruppe möglicherweise mehr Tabuthemen, die die analytische Arbeit behindern? Wie geht der Gruppenleiter damit um?

Ist zusätzlich noch ein Übersetzer an der Gruppenarbeit beteiligt, verändert sich die Gruppendynamik. Spontane Äußerungen müssen zurückgehalten werden, bis die Übersetzung erfolgt ist. Die Übersetzung nuanciert die Aussagen der Teilnehmer. Für den Übersetzer – im Englischen »interpreter« – ist es schwer, seine »Interpretation« nicht durchscheinen zu lassen, sondern »neutral« zu übersetzen. Insbesondere bei emotional sehr aufgeladenen Diskussionen wird spürbar, dass dies nicht immer gelingt. Wie schon beschrieben wird hier der körpersprachliche Aspekt besonders wichtig. Die Beobachtung des Gruppenteilnehmers, der seine Gedanken und Emotionen äußert, wird ebenso wichtig wie das Wort.

Nun zur zweiten Frage, die ich sicher nicht beantworten kann. Balint war vor dem Horty Regime aus Ungarn emigriert und 1939 nach England umgesiedelt. Dort arbeitete er zunächst in der Kinderklinik in Manchester, dann ab 1947 in London als Psychiater in der Tavistock Klinik. Er selbst war säkularisierter Jude und hat mit Sicherheit den Holocaust sehr nah erlebt.

Aus seinem Interesse für Kriegstraumatisierungen, den Kriegsneurosen, heraus, das er bereits nach dem Ersten Weltkrieg mit Sandor Ferenczi teilte, entwickelte er die Balintgruppenarbeit mit Ärzten in London. Die somatischen Reaktionen auf psychische Erlebnisse standen zunächst im Vordergrund. Hierüber war wenig bekannt. Vor allem waren die praktisch tätigen Ärzte damit nicht vertraut. Balint war in den 1960er Jahren in Lindau und hat dort seine Gruppen vorgestellt, er hat Deutschland nicht gemieden. Wie schon erwähnt, war er in der Schweiz, in Italien, in Frankreich, in Belgien und den USA.

Von meiner heutigen Erfahrung aus gesehen hat die Balintarbeit auch immer einen politischen Aspekt.

Wir haben in Deutschland nach dem Fall der Mauer sehr rasch mit den Kollegen aus der ehemaligen DDR zusammengearbeitet. Es war noch einige Zeit lang zu spüren, dass das freie Assoziieren auch Ängste mobilisierte. In einem autoritären Regime muss mitgedacht werden, welche Auswirkungen Äußerungen haben können.

In Balints erster Gruppe in Budapest – so ist es beschrieben – saß die ganze Zeit lang ein Polizist in der Gruppe, der über die Teilnehmer der Gruppe berichtet hat. Vorstellbar, dass es schwer ist, in einer solchen Atmosphäre frei zu assoziieren und alles spontan zu äußern, was einem in den Sinn kommt.

Eine wichtige Regel in der Balintgruppe ist: »Alles, was hier geäußert wird, bleibt im Raum und wird nicht nach außen getragen«. Darauf müssen sich die Teilnehmer verlassen können. Möglicherweise ist das nicht auf der ganzen Welt der Fall.

Balint und seine Gruppenteilnehmer hatten in England nach dem Krieg offenbar diese Freiheit.

Überblick über die internationale Forschung zu Balintgruppen

Ich greife dazu auf die Proceedings der Internationalen Balint Kongresse zurück, die wir seit dem Kongress in Berlin 2013 fast regelmäßig herausgegeben haben. Auf den Kongressen gab es immer einen Thementag »Research.«

Günther Schiepek referierte 2003 über die wichtige Frage auf dem Internationalen Balintkongress in Berlin »How to research on the doctor-patient-relationship?« Wie schon beschrieben ist Balintarbeit ein sehr komplexes Geschehen, Schiepek nennt es ein »vielfältiges Unternehmen«. Er kommt zu dem Schluss, dass Untersuchungen nicht alle Aspekte dieses komplexen dynamischen Systems erfassen können, dass sich der Forscher beschränken muss und sich dabei bewusst ist, dass dieses System alle Eigenschaften eines Selbstorganisationsprozesses reflektiert. Von der Forschung erwartet er, dass diese in der Lage sein muss, den Selbstorganisationsprozess wiederzugeben, zu analysieren und zu reflektieren und damit die Fähigkeiten des Therapeuten bzw. Arztes, kognitive, emotionale und interaktionelle Systeme zu verstehen und zu handhaben, zu verbessern.

Dorte Kjeldman hat in Südschweden über mehrere Jahre (1997–2007) Untersuchungen anhand von Interviews und Fragebögen durchgeführt und ist den Fragen nachgegangen: Was ist die Essenz der Balintarbeit? Was geschieht in der Gruppe und wie und wann geschieht es? Warum bestehen manche Gruppen lange, was haben sie sich nach 15 Jahren noch zu sagen?

Auf den Internationalen Balint Kongressen von 2003 bis 2007 berichtete sie kontinuierlich über ihre Ergebnisse. Sie fand vorwiegend positive Auswirkungen von Balintgruppenarbeit für die Allgemeinärzte: Sie entwickelten eine höhere Kompetenz in der Arzt-Patient-Interaktion; die interkollegialen Reflexionen führten zu einer verstärkten professionellen Identität; die Gruppendiskussionen verbesserten das Verständnis der professionellen Beziehungen; in der Gruppe fanden die Teilnehmer Unterstützung und lernten, Kontrolle über ihre Arbeitssituation zu gewinnen und sich somit vor Burn-out zu schützen.

Negative Erfahrungen der Gruppenteilnehmer resultierten aus einer belastenden Gruppendynamik, die Teilnehmer verletzte. Hier mahnt sie den Schutz durch den Gruppenleiter an.

Vladimir Vinokur untersuchte Balintgruppen mit Ärzten und mit Lehrern im Rahmen einer qualitativen Studie in Russland mit einem halb-strukturierten Interview und Fragebögen. Er war sich dessen bewusst, dass seine Ergebnisse statistisch nicht signifikant waren und den strengen Anforderungen der evidenzbasierten Forschung nicht entsprachen. Das Ergebnis ermutigte jedoch dazu, Balintarbeit in die Weiterbildung von Lehrern in St. Petersburg zu integrieren, denn die Untersuchungen zeigten, dass sich mit der Balintarbeit eine Verbesserung der Kommunikation und eine Zunahme der Selbstachtung, des professionellen Selbstbewusstseins sowie der Zufriedenheit im Beruf einstellte. Konflikte konnten besser gelöst werden. Die Unterstützung durch die Gruppe wurde als entscheidender Wert angesehen.

Alan Johnson stellte 2003 die Frage nach den grundlegenden Eigenschaften von effektiver Balintgruppenleitung. Die Balintgesellschaft der USA entwickelte Kriterien zur Zertifizierung von Balintgruppenleitern. Mit diesem Ziel veranstalteten sie einen Workshop, in dem sie die Gruppenmitglieder baten, Fragebögen auszufüllen und freie Bemerkungen anzufügen. Auf diese Weise schälten sich fünf entscheidende Leiter-Fähigkeiten heraus:

- Herstellen von Sicherheit, Akzeptanz und Vertrauen
- Struktur gewährleisten und halten, die Gruppe am Thema halten
- Ermutigung, neue Perspektiven zuzulassen
- die Gruppendynamik und den Gruppenprozess durchschauen
- der Gruppenleiter als Modell für Respekt, Offenheit, Neugier und Empathie

Benyamin Maoz aus Israel mahnte in seinem Vortrag in Lissabon 2007 an, dass die Evaluation und Forschung zur Effektivität von Balintgruppenarbeit notwendig sei, um deren Validität nachzuweisen und damit die Politik zu überzeugen, Mittel und Zeit für die entsprechende Weiterbildung zur Verfügung zu stellen. In Israel hatten sie mit Widerstand zu kämpfen. Die Ärzte hatten zu wenig Zeit, sich um Forschung zu kümmern. Und natürlich wurden methodische Schwierigkeiten sichtbar: Wie halte ich es mit einer Kontrollgruppe? Wie können wir überhaupt die Ergebnisse einer Balintgruppe messen? Wenn wir annehmen, dass der Teilnehmer einer Balintgruppe ein »besserer Arzt« wird, wie können wir das feststellen? Sollen wir die Zufriedenheit der Patienten messen? Oder sollen wir den Arzt befragen, ob er sich besser fühlt? Gibt es eine Skala, Gefühle und Eindrücke bestimmen zu können? Sein Fazit ist: Eine qualitative Untersuchung ist möglich. Tomi Spencer schlug vor, zunächst alle Balintgruppen-Teilnehmer zu bitten, anonym einen

Satz nach Beendigung einer Sitzung aufzuschreiben, eine Antwort auf die Frage. »Was nehmen Sie aus dieser Sitzung mit?« Diese Frage stelle ich regelmäßig nach Abschluss meiner Gruppensitzungen, besonders in der PSGV.

Steffen Häfner wertete einen Fragebogen der DBG aus, der 2008 an 503 Balintgruppenleiter in Deutschland geschickt und von 333 beantwortet wurde.

Die Untersuchung hatte zum Ziel, die Praxis der Balintgruppenarbeit in Deutschland zu erforschen und festzustellen, wie weit sie mit Balints ursprünglicher Idee seiner Gruppen übereinstimmte. Die wesentlichen Fragen waren: Wer leitet heute Balintgruppen? Was sind die charakteristischen Eigenschaften dieser Leiter, sowie ihre soziodemographischen Besonderheiten? Wie ist das Leiterverhalten heute?

Es zeigte sich, dass wesentliche Faktoren erhalten geblieben waren: die Dauer der Gruppensitzung von 90 Minuten, die Anzahl der Gruppenteilnehmer von acht bis zehn Ärzten. Geändert hat sich die Frequenz der Sitzungen, heute mehrheitlich alle zwei Wochen, sowie die Ausbildung der Leiter, es sind weniger Psychoanalytiker, sondern überwiegend Ärzte mit einer psychotherapeutischen Zusatzqualifikation. Die Gruppen sind heterogen zusammengesetzt aus Mitgliedern verschiedener Spezialgebiete. Die Integration anderer Methoden aus der Psychotherapie wie Imagination, Rollenspiel und Skulpturarbeit sind verbreitet. Michael Balints Idee von einer fortlaufenden Weiterbildung durch diese Art der Gruppenarbeit ist weiterhin lebendig, wenn auch angepasst an die heutige Situation in der Medizin.

Miriam Salamon aus Ottawa (Kanada) beschrieb 2009 eine qualitative Untersuchung in einer Gruppe von Allgemeinärzten, die sich seit 1984 – also 25 Jahre lang – regelmäßig unter der Leitung eines Psychiaters trafen. Sie wertete aufgezeichnete, transkribierte, semi-strukturierte Interviews aus und suchte Antworten auf die Fragen: »Was ist die subjektive Erfahrung der Gruppenmitglieder und wie profitieren sie von der Balintarbeit?«
Folgende Punkte schälten sich heraus:

- Umgang mit starken Emotionen,
- Zeit zur Reflexion über sich selbst und die eigenen Werte,
- kollegiale Unterstützung,
- Grenzen wahrnehmen,
- Humor als hilfreiche Ressource,
- die Freude an der Arbeit wiederentdecken,
- Wahrnehmen der eigenen Kreativität, die Ärzte täglich gebrauchen,
- betont wurde die Wichtigkeit des lebenslangen Lernens.

Donald Nease und seine Kollegen an der University of Michigan, Ann Arbor, USA berichteten 2009 über eine Langzeitstudie zur Veränderung von Empathie und Wahrnehmung psychologischer Einflüsse bei Weiterbildungsassistenten, die in ihrem Training zwei Jahre lang an Balintgruppen teilgenommen hatten. Die Ergebnisse der Umfrage lassen den Schluss zu, dass die Teilnehmer der Balintgruppe eine Verbesserung von Empathie und Wahrnehmung psychologischer Einflüsse erkennen ließen. Im Gegensatz dazu weisen andere Untersuchungen an Studierenden der Medizin ohne Balintgruppenerfahrung eine Abnahme der Empathie bei diesen Studierenden während ihrer Ausbildung nach.

In Deutschland führten Ulrich Rosin und seine Mitarbeiter in den 1980er Jahren empirisch-erfahrungswissenschaftliche Untersuchungen zu Balintgruppen durch mit dem Ziel, »mit Hilfe bewährter Messinstrumente zu überprüfen, ob Ärzte ihr Verhalten in der Praxis nach Teilnahme an einer Balintgruppe im Vergleich zur Zeit zuvor im Sinne der Ziele einer patientenorientierten Medizin verändert haben«. Sie verwendeten vor allem die Selbsteinschätzung der Ärzte zur Beantwortung dieser Frage. 98 % der befragten Teilnehmer gaben an, im Laufe der Balinterfahrung »aufmerksamer für die Bedürfnisse des Patienten, die hinter seinem manifesten Verhalten liegen« geworden zu sein; dies wurde von 92 % der Gruppenleiter bestätigt. Allerdings beklagten 15 % der 92 befragten Ärzte, sich durch Gruppensitzungen übermäßig verletzt, unangemessen beschämt und abgewertet gefühlt zu haben. Hierzu ist vielleicht nicht unwichtig, dass ein Teil der Gruppenleiter zu diesem Zeitpunkt keine standardisierte Ausbildung als solche erfahren hatten, zu 14 % selbst nie als Mitglied in einer Gruppe gesessen hatten und nie einen erfahrenen Leiter bei der Arbeit beobachten konnten. 19 % hatten nie an Seminaren oder Supervisionen teilgenommen. Und einige Leiter hatten bis zum Zeitpunkt der Untersuchung nur wenige Balintgruppen geleitet.

Karl Köhle, Rainer Obliers et al. untersuchten 1993 das »Ärztliche Gesprächsverhalten nach Balintgruppen-Teilnahme« mit Hilfe von Videoaufnahmen und fanden interessante Veränderungen bei Erstgesprächen, die Hausärzte vor und nach einem Jahr Balintgruppe führten. Der Anteil der vom Arzt gesprochenen Worte nahm ab, der Anteil der vom Patienten gesprochenen Worte zu – das heißt, der Patient kam mehr zu Wort, der Arzt hörte mehr zu. Er stellte häufiger offene Fragen anstatt geschlossener, die nur mit Ja oder Nein beantwortet werden können. So erfährt er mehr vom Patienten und seiner Wahrnehmung der Symptomatik. Auch die Inhalte der Gespräche wurden untersucht und es zeigte sich, dass der Arzt nach einem Jahr Balintgruppenarbeit mehr an die Aussagen des Patienten anknüpft und stärker auf das Erleben des Patienten fokussiert. Das Spektrum der Gesprächsinhalte wurde um die soziale und die psychologische Komponente erweitert, ohne dass die Somatik vernachlässigt oder der Zeitaufwand größer wurde.

Guido Flatten bat 107 Balintgruppenleiter, in ihren insgesamt 384 verschiedenen Balintgruppen Fragebögen zu verteilen. Es kamen 1.443 Fragebögen zur Auswertung zurück. Der Fragebogen enthielt folgende Themen:

- Erkenntnisse über die Veränderung der eigenen Wahrnehmung
- Reflexion über die Beziehungsdynamik innerhalb der Gruppe
- die Spiegelung der vorgestellten Beziehung in der Gruppe
- die Selbstwahrnehmung der eigenen professionellen Rolle

Das Ergebnis macht deutlich, dass Balintgruppenarbeit einen signifikanten Effekt auf die Teilnehmer hat. Die somatisch tätigen Ärzte bemerkten mehr Veränderungen in ihrer Wahrnehmung der Arzt-Patient-Beziehung sowie in der Spiegelung der Dynamik in der Gruppe als die psychosomatisch oder psychotherapeutisch tätigen Kollegen. Das bedeutet, dass Ärzte, die nicht psychotherapeutisch sozialisiert sind, durch die Arbeit in Balintgruppen neue Wahrnehmungen und Eindrücke erlangen, die für ihre Tätigkeit von großer Wichtigkeit sind. Wer seine Arzt-Patient-Beziehung vorstellt und in der Gruppe bespricht, gewinnt noch einmal deutlich mehr im emotionalen und kognitiven Lernen. Und je länger die Ärzte an einer Balintgruppe teilgenommen hatten, desto stärker waren sie sich der Bedeutung der Beziehung zwischen Arzt und Patient bewusst.

Dankwart Mattke

Jeder dieser publizierten Forschungsbeiträge für sich genommen untersucht charakteristische Aspekte von Balintgruppenarbeit. Dadurch wurde ganz nebenbei eine Übersichtsarbeit zu Forschungsansätzen in der internationalen Balint Community zusammengestellt!

Der nächste Schritt wäre eine Metaanalyse. Allerdings sind die verschiedenen Ansätze noch sehr heterogen. Sie orientieren sich eher an den Interessen der jeweiligen Forscher und sind daher noch zu sehr im Bereich der »Legitimationsforschung«. Kriterien der Stichprobenauswahl und eine gemeinsame Methodik in der Untersuchung der Zielvariablen fehlen.

Literatur

Albrecht, H. (2006). Die Heilkraft des Vertrauens. *Die Zeit* vom 03.08.2006 (32). Zugriff am 30.09.2019 unter www.zeit.de/2006/32/M-Beziehungsmedizin

Balint, M. (2001). *Der Arzt, sein Patient und die Krankheit*. Stuttgart: Klett-Cotta.

Barde, B. & Mattke, D. (1993). *Therapeutische Teams*. Göttingen: Vandenhoeck & Ruprecht.

Flatten, G., Möller, H., Aden, J., & Tschuschke, V. (2017a). Der Balintgruppen-Fragebogen (BG-F) – ein Instrument zur Prozesserfassung in Balintgruppen. *Psychotherapeut, 62* (5), 450–461.

Flatten, G., Möller, H., Aden, J. & Tschuschke, V. (2017b). Die Arzt-Patient-Beziehung gestalten: Wie nützlich sind Balintgruppen und für wen? *Zeitschrift für Psychosomatische Medizin und Psychotherapie, 63*, 267–279.

Häfner, S. (2007). *Die Balintgruppe. Praktische Anleitung für Teilnehmer*. Köln: DÄV.

Häfner, S. (2009). Some remarks on Theory and Practice of Balint Group Work in Germany. *Proceedings of the 16th International Balint Congress* Brasov, 41–47.

Haubl, R. (2018). Der institutionelle und organisatorische Kontext von Gruppen am Beispiel stationärer Gruppenpsychotherapie. In B. Strauß & D. Mattke (Hrsg.), *Gruppenpsychotherapie. Lehrbuch für die Praxis* (S. 99–107). Berlin: Springer.

Haubl, R., Heltzel, R. & Barthel-Rösing, M. (Hrsg.). (2005). Gruppenanalytische Supervision und Organisationsberatung. Gießen: Psychosozial Verlag.

Herzog, P. (2015). Ist das noch Balint? *Balint-Journal, 16*, 100–102.

Johnson, A. et al. (2003). Essential Characteristics of effective Balint Group Leadership, *Proceedings Berlin*, 152–158.

Kjeldmand, D. (2006). *The Doctor, the Task and the Group*. Acta Universitatis Upsaliensis. Digital Comprehensive Summaries of Uppsala Dissertations from the Faculty of Medicine, 157.

Kraepelin, E. (1892). *Über die Beeinflussung einfacher psychischer Vorgänge durch einige Arzneimittel* (Nachdruck 2015). Norderstedt: Vero Verlag.

Krüger, R.T. (1997). *Kreative Interaktion*. Göttingen: Vandenhoeck & Ruprecht.

Linden, M. & Strauß, B. (Hrsg.). (1992). *Risiken und Nebenwirkungen von Psychotherapie*. Berlin: Medizinisch Wissenschaftliche Verlagsgesellschaft.

Luban-Plozza, B., Otten, H., Petzold, U. & E.R. (1998). *Grundlagen der Balintarbeit*. Stuttgart: Adolf Bonz Verlag.

Maoz, B. (2007). The conflict between Balint research and the Balint experience in Israel. *Proceedings Lissabon 2007*, 29–32.

Mattke, D. (2006) Gruppensupervision als Ort beruflicher Rollenfindung und Professionalisierung von Gruppenpsychotherapeuten, *Gruppenpsychotherapie und Gruppendynamik, 42*, 23-38.

Mattke, D., Streeck, U. & König, O. (2015). *Praxis stationärer und teilstationärer Gruppen*. Stuttgart: Klett Cotta.

Mattke, D. (2018). Aus-, Fort- und Weiterbildung in der Gruppenpsychotherapie. In B. Strauß & D. Mattke (Hrsg.), *Gruppenpsychotherapie. Lehrbuch für die Praxis* (S. 495–502). Berlin: Springer.

Nease, D. (2005). Erforschung der »Pharmakologie« der Balintarbeit in den Vereinigten Staaten. *Proceedings Stockholm*.

Nease, D. et al. (2009). The Resident Balint Outcomes Study – Final Results of our 2 Year Evaluation. *Proceedings Brasov*, 57–62.

Oevermann, U. (1983). Zur Sache. Die Bedeutung von Adornos methodologischem Selbstverständnis für die Begründung einer materialen soziologischen Strukturanalyse. In L. von Friedeburg & J. Habermas (Hrsg.), *Adorno-Konferenz Frankfurt a. M.*, 234–289.

Obliers, R., Köhle, K., Kaerger, H., Faber, J., Koerfer, A., Mendler, T.-M. & Waldschmidt, T. (1996). Video-Dokumentation als Instrument der Qualitätssicherung: Evaluation der Entwicklung ärztlichen Gesprächsverhaltens nach Balint-Gruppenteilnahme. In O. Bahrs, W. Fischer-Rosenthal & J. Szecsenyi (Hrsg.), *Vom Ablichten zum Im-Bilde-Sein. Ärztliche Qualitätszirkel und Video-Analysen* (S. 261–290). Würzburg: Königshausen & Neumann.

Otten, H. (2012). *Professionelle Beziehungen*. Berlin: Springer.

Otten, H., Fritzsche, K. (2014) Balintarbeit in China 2014, *Balint-Journal, 14* (4), 86–89.

Otten, H. & Petzold, E. R. (2015). *The student, the patient and the illness*. Xlibri.

Otten, H., Bergmann, G. & Nease, D.E. (2017). *The student, the patient and the illness*. Gießen: Psychosozial-Verlag.

Petzold, E. R. & Otten, Heide (2010). *The student, the patient and the illness*. Xlibri

Pramataroff-Hamburger, V. et. al. (2013). Erfahrungen aus einer Balintgruppe für Medizinstudenten. *Balint-Journal, 13* (4), 115–120

Rappe-Giesecke, K. (2000). Vorwärts zu den Wurzeln – Balintgruppenarbeit aus kommunikationswissenschaftlicher Sicht. *Balint-Journal, 1*, S. 36–42.

Rappe-Giesecke, K. (2009). *Supervision für Gruppen und Teams* (4. Aufl.). Berlin: Springer.

Rosin, U. (1989). Balint-Gruppen: Konzeption, Forschung, Ergebnisse. *Die Balintgruppe in Klinik und Praxis*, Band 3, Berlin: Springer.

Salomon, M. (2009). The Ottawa Balint Group Qualitative Research Project: a Radical Method of Continuing Medical Education-Exploring Reflection. *Proceedings Brasov 2009*, 15–36.

Schiepek, G. et al. (2003). How to do research on the doctor-patient-relationship. *Proceedings Berlin 2003*, 112–129.

Stoffel, J. (2003). An jedem Zahn häng ein ganzer Mensch, *Balint-Journal*, 4, 56–60.

Stucke, W. (1991). *Die Leitung von Balint-Gruppen*. Köln: DÄV.

The Lancet (2019). Chinese doctors under threat. *The Lancet*, 9742 (379), 657.

Trenkel, A. (2000). Zur Beziehung von Praxis und Theorie in der Balint-Arbeit. *Balint-Journal*, 1, 3–7.

Vinokur, V. (2003). Evaluation of the effektiveres of Balint groups in different social Profession. *Proceedings Berlin 2003*, 147–151.

Wei, J., Otten, H. et al. (2013). Improving the Doctor-Patient-Relationship in China: the Role of Balint Groups. *The International Journal of Psychiatry in Medicine*, 46 (4), 417–427.

Wikipedia (2019): *Balint-Gruppe*. Stand 25.08.2019. Zugriff unter https://de.wikipedia.org/wiki/Balint-Gruppe.

Stichwortverzeichnis

A

Allgemeinmedizin 38
Analytische Beziehungsarbeit 100
Anamnese-Gruppe 133
Anwalt-Klient-Beziehung 85
Ärztekammer 39
ASIA-Link Programm 53
Außenkreis 47

B

Balintgesellschaften 10
Beziehungsmedizin 15
Beziehungsprobleme 66

C

Curriculum 66

D

DBG 46
Droge Arzt 14

E

Empathie 140
Evaluation 70

F

Fallsupervision 125
Forschung 110

G

Gesamtdiagnose 69
Gesprächsführung 72 f.
Gesundheitssystem 103
Großgruppe 46
Gruppendynamik 40
Gruppendynamische Aspekte 10
Gruppenprozess 37

H

Halboffene Gruppe 75
Humor 126

I

Interaktionelle Fallarbeit 100
Internationale Balint Föderation 15
Internationaler Balint Studentenpreis 132
Intervention 50
Introspektionsfähigkeit 66

K

Kleingruppenarbeit 46

Stichwortverzeichnis

Kommunikation 138
Kontrollgruppe 138
Körpersprache 62
Kreativität 140

L

Leiterseminar 46
Leiterverhalten 50

M

Modifikation 127
Monte-Vérita-Gespräch 15

P

Paralleler Prozess 39
Patriarchales System 58
Perspektivwechsel 17
Professionelle Beziehung 36
Professionelle Rolle 141
Protagonist 105
PSGV 35
Psychosomatische
  Grundversorgung 39

Psychosomatische Medizin 14
Push back 62

R

Rollenkonflikte 77

S

Sachfragen 88
Schweigepflicht 46
Selbsterfahrung 9
Selbstorganisationsprozess 137
Selbstreflexion 96
shared decision making 58
Skulpturarbeit 41
Soziodemographische
  Besonderheiten 139
Spiegelungsphänomene 14
Supervision 9
Support-Gruppe 100
Systemischer Ansatz 10, 94

T

Therapiegruppe 93